百草拾珍 系列丛书

醫方拾遺 <small>第二版</small>

一位基层中医师的临床经验

田丰辉◎编著

中国科学技术出版社
CHINA SCIENCE AND TECHNOLOGY PRESS
北 京

图书在版编目（CIP）数据

医方拾遗：一位基层中医师的临床经验 / 田丰辉编著．一北京：中国科学技术出版社，2017.1（2024.6 重印）

ISBN 978-7-5046-7312-1

Ⅰ．①医… Ⅱ．①田… Ⅲ．①中医临床－经验－中国－现代

Ⅳ．① R249.7

中国版本图书馆 CIP 数据核字（2016）第 303605 号

策划编辑	焦健姿
责任编辑	焦健姿　王久红
装帧设计	华图文轩
责任校对	龚利霞
责任印制	徐　飞

出　　版	中国科学技术出版社
发　　行	中国科学技术出版社有限公司销售中心
地　　址	北京市海淀区中关村南大街 16 号
邮　　编	100081
发行电话	010-62173865
传　　真	010-62173081
网　　址	http：//www.cspbooks.com.cn

开　　本	720mm×1000mm　1/16
字　　数	178 千字
印　　张	12.5
版　　次	2017 年 1 月第 1 版
印　　次	2024 年 6 月第 3 次印刷
印　　刷	河北环京美印刷有限公司
书　　号	ISBN 978-7-5046-7312-1/R·1953
定　　价	48.00 元

内容提要

　　本书阐述了笔者数十年行医之心法，并配有大量医案以验证其医学心法与临证思路。内容主要包括理法方药、方药运用、验方心得、中医药在病房的运用四篇。详细介绍了笔者在临床实践中对方药的使用方法及疗效观察的用法心得，提供了50个处方的用药经验及用药思路、12种慢性病的中药治疗及笔者经多年临床实践总结出的取材方便、价廉的经验方，介绍了学习中医与提高医术的方法。本书内容丰富、语言通俗、理法方药兼备，适合广大中医临床工作者及中医爱好者阅读参考。

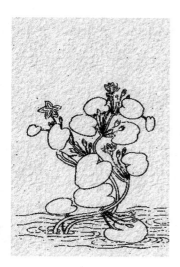

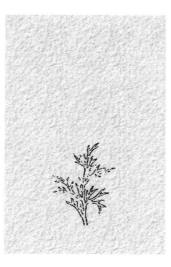

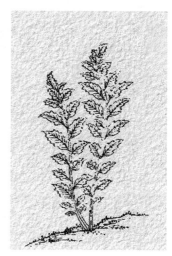

编者的话

　　《伤寒杂病论》的序言中说:"感往昔之沦丧,伤横夭之莫救,乃勤求古训,博采众方,撰用《素问》《九卷》《八十一难》《阴阳大论》《胎胪药录》,并平脉辨证,为《伤寒杂病论》合十六卷,虽未能尽愈诸病,庶可以见病知源。若能寻余所集,思过半矣。"结合自己临床工作的经验和体会,深知医理之奥,病种之繁,常让临床医师不知该怎么应对和处理,特别是年轻的中医医师。所以,临床医师必须有广博的医学基础知识,方不致捉襟见肘。若要做到处理疾病时胸有成竹,就要有丰富的临床实践经验,而要做到理论与实践的结合,就需要多读书、多笔记、多跟师、多临床。笔者集十余年的读书、跟师、临床实践于一体,将自己在临床工作中的经验与教训用笔记的形式编写出来,有部分文章曾发表于《上海中医药报》《华夏中医论坛》《爱爱医》杂志。这里有成功案例,有对中医典籍的粗略认识,有在临床工作中的经验总结,也有在临床上的失败案例,以此著成了此书。医学书籍毕竟是治病救人的方书,至关重要,笔者一直不敢将其面世,后在同仁好友的鼓励、支持下,经多次修改、审定,命名为《医方拾遗》。若能给同仁诸君在中医的继承、发扬和临床工作中带来一点启迪与帮助,善莫大焉!

田丰辉

丙申年盛夏

医 方 拾 遗
一位基层中医师的临床经验

理法方药 · 方药运用 · 验方心得 · 中医药在病房的运用

001　第一讲　理法方药篇

> 此篇以中医学理论为基础，结合笔者自己的临床经验，阐述了中医治疗疾病需要熟练掌握中医学理论、通晓诊治疾病的观点。虽为讲述理法，但紧密结合临床，为临床工作者提供了更多的临床思路和处理疾病的方法。

话说勤求古训，博采众方 ………………………………………… 001

中医基本特点，辨证论治 ………………………………………… 003

《伤寒论》千古名方，说柴胡剂量 ……………………………… 005

读《伤寒论》有感，写医方拾遗 ………………………………… 007

读《金匮要略》，感妇科疾病 …………………………………… 010

读《医学心悟》，悟医方拾遗 …………………………………… 019

读《伤寒论》脏结证，看现代疾病 ……………………………… 024

读《伤寒论》蓄水证，看少尿之症 ……………………………… 026

读书破万卷，论气虚感冒 ………………………………………… 029

(033) 第二讲 方药运用篇

中国有句古话："授人以鱼，不如授人以渔。"就是指没有直接给予物质，而是教授方法或某种信念。临床医师处方用药，必有思路，这个思路就是方法，这个方法就是我们常说的辨证论治。此篇以方药或疾病名为题，讲述了笔者十余年来在临床工作中的用药经验、用药思路。或得益于师长的指点，或受益于高人的点拨，或笔录于临床取效后的欣喜。每篇文章读来必有收获。

柴胡桂枝汤，感冒之良方 ································ 033

自拟三合汤，外感发热方 ································ 035

吴氏银翘散，辛凉平剂方 ································ 036

浅谈咳嗽病，选方应辨证 ································ 039

从辨证论治，再谈咳嗽方 ································ 044

银黄桔梗汤，干咳是妙方 ································ 046

心悸临床多，辨证要准确 ································ 047

中风偏瘫方，临床多一汤 ································ 050

半夏泻心汤，胃癌思考多 ································ 052

半夏泻心汤，临床运用广 ································ 054

胃痛临床多，辨证起沉疴 ································ 057

失眠疾病多，辨证选方药 ································ 061

汗证不易治，临证易失手 ································ 063

疏肝理脾汤，脂肪肝良方 ································ 065

中西不偏废，慢性乙肝治 ································ 066

消化不良方，小儿最易尝 ································ 068

痹证活络酒，临证是良方 ································ 069

腰痛多常见，虫类效非凡 ································ 070

满脸青春痘，中西有良方 …………………………… 074

急性荨麻疹，中西取效真 …………………………… 075

带状疱疹方，中西法更良 …………………………… 076

消风散药方，风疹湿疹康 …………………………… 077

栀子柏皮汤，经方之秘方 …………………………… 080

升麻葛根汤，临床新用多 …………………………… 082

跌仆损伤方，血府逐瘀汤 …………………………… 084

芍药甘草汤，腿抽筋专方 …………………………… 085

当归四逆汤，痛经效更良 …………………………… 086

宫外孕一例，中西治疗良 …………………………… 087

马钱子之用，炮制有良法 …………………………… 088

桑树全身宝，赛过花木草 …………………………… 089

宁治十男子，莫治一妇人 …………………………… 092

颠倒木金散，胸胁疼痛方 …………………………… 095

消风导赤汤，婴儿湿疹方 …………………………… 097

驱风散热饮，天行赤眼方 …………………………… 099

西医糖尿病，中医消渴方 …………………………… 100

《局方》八正散，亦治肾积水 ……………………… 103

《红楼梦》贾瑞死，遗精病证治 …………………… 104

现代富贵病，中医有见解 …………………………… 107

湿证论治篇，《温病条辨》多见识 ………………… 109

便秘有良方，麦冬麻仁汤 …………………………… 114

肩痹中医治，桂枝加葛根 …………………………… 116

通气防风汤，肩背疼痛方 …………………………… 116

口疮反复作，加味导赤散 …………………………… 118

中医论脱发，治疗何其多 …………………………… 120

流行腮腺炎，柴胡葛根汤 …………………………… 121

疏肺散斑汤，黄褐斑良方 ···································· 123

过敏性紫癜，中医有良方 ······························· 124

漫话田三七，疗疾多多 ·································· 126

独圣山楂方，消食活血良 ······························ 128

《伤寒论》桂枝汤，治病第一方 ···················· 130

医案常熟读，临证思路多 ···························· 133

⑬⑤　第三讲　验方心得篇

　　　　此篇记录了笔者临床常用的经验方，这些经验方的特点是药源丰富、取材方便、价廉效佳，故笔录于此，供同仁参考。其中"臌胀失治录"为一治疗失败案例，笔录于此，供同仁讨论。"四诊心法要诀"为笔者摘录于《医宗金鉴·四诊心法要诀》，为临床医家必读、熟记、理解、运用的章节，故摘录于此。

简、便、廉验方 ·· 135

跟师学习时经验方 ·· 139

医学随笔 ·· 145

医案、医话话鼻渊 ·· 146

用朴素的中医学理论治疗单纯疱疹 ················· 147

小儿夜哭 ·· 148

我的中医历程 ··· 148

臌胀失治录 ··· 152

四诊心法要诀 ·· 155

167　第四讲　中医药在病房的运用篇

此篇记录了笔者在住院部工作期间运用中医药治疗一些慢性疾病的情况。这些疾病多是通过西医治疗后，效果不明显，几经劝导才采用中医药治疗的，临床多取得满意疗效。这些病案有经验、有教训，可给中医院校的学生及中医院住院部同道提供一些帮助。

中医药在病房的应用——写下去的理由 ················· 167

中医药在病房的运用 1 ——痹证治验 ················· 169

中医药在病房的运用 2 ——泄泻治验 ················· 170

中医药在病房的运用 3 ——不寐治验 ················· 172

中医药在病房的运用 4 ——眩晕治验 ················· 173

中医药在病房的运用 5 ——寒冷性荨麻疹治验 ········· 174

中医药在病房的运用 6 ——胁痛治验 ················· 175

中医药在病房的运用 7 ——胆胀治验 ················· 176

中医药在病房的运用 8 ——耳鸣治验 ················· 178

中医药在病房的运用 9 ——一种别样的汗证治疗 ······· 179

中医药在病房的运用 10 ——腹痛治验 ················ 181

中医药在病房的运用 11 ——胸痛治验 ················ 182

中医药在病房的运用 12 ——喘证治验 ················ 184

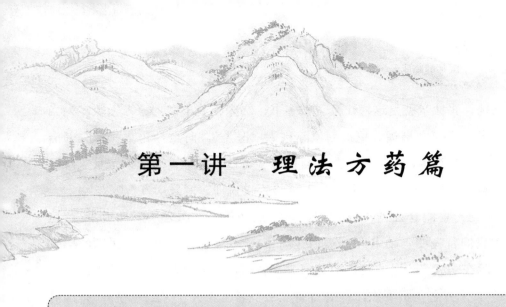

第一讲　理法方药篇

此篇以中医学理论为基础，结合笔者自己的临床经验，阐述了中医治疗疾病需要熟练掌握中医学理论、通晓诊治疾病的观点。虽为讲述理法，但紧密结合临床，为临床工作者提供了更多的临床思路和处理疾病的方法。

 话说勤求古训，博采众方

"勤求古训，博采众方"这句话是张仲景仙师在《伤寒杂病论·序》中所言，张仲景感"往昔之沦丧，伤横夭之莫救，乃勤求古训，博采众方，撰用《素问》《九卷》《八十一难》《阴阳大论》《胎胪药录》并平脉辨证，为《伤寒杂病论》，合十六卷。虽未能尽愈诸病，庶可以见病知源。若能寻余所集，思过半矣。"可知在战乱频繁，天灾连绵，民不聊生，疾疫广泛流行的年代，张仲景深感自己作为医师的责任重大，遂"勤求古训，博采众方"，立志著书立说以济世救人。

在当代，祖国繁荣昌盛、国泰民安，我辈作为一名中医医师，更应好好地继承和发扬中医学，使之能更好地为老百姓解除疾苦。这就要求我们要读很多书籍。张仲景就是这样，读了很多书，临床经验丰富，愈人无数，为当今中医学子学习之楷模，更被后世尊称为"医圣"。时至今日，我辈医书浩如烟海、汗牛充栋，经方、时方、自拟方多得数不胜数，一派繁荣景象，但也令人眼花缭乱。那么，我辈应该怎样"勤求古训，博采众方"呢？

《史记·扁鹊仓公列传》云："人之所病病疾多，医之所病病道少"，这就要求我们首先要"勤求"，必须要读书，要多读书。一个临床医师，毕生的精力除在病人身上外，还应以读书来丰富自己的业余时间。晚清重臣曾国藩说道："千古之圣贤豪杰，即奸雄有立于世者，不外一'勤'字。"曾国藩曾列出修身功课，其写日记、读史，即可知其勤的功夫。

古人云：外感遵仲景，内伤宗东垣。这话不假，为我们勤求"古训"指出一条明路。仲景年代之前的"古训"有《素问》《九卷》《八十一难》《阴阳大论》《胎胪药录》。而对于我们今天的中医学子来说，古人的东西都可继承、学习。医学书籍之多，不可能每本书都读，应该有选择性地读。其实，学校的教材很好，都是经全国名老中医所汇编的书籍，是大家一致认可的，有条有理，易学易懂。这些基础课有《中医基础理论》《内经讲义》《中医诊断学》《方剂学》《中药学》，临床科有《中医内科学》《中医妇科学》《中医外科学》《中医儿科学》《针灸学》。这些书必须读，要读到滚瓜烂熟的地步，做到烂熟于心、提笔就来，为进入临床实践奠定扎实的基础，这也是当今考试制度规定所必须要考的内容。而我辈之"古训"应该遵从《伤寒论》《金匮要略》，方书不但是中医辨证论治之祖，也是由古至今诸方剂中之经典，故后人称之为经方。其方不但是治疗外感疾病的方，也是治疗诸多杂病的有效方剂。《脾胃论》《兰室秘藏》是李东垣的书，这些书必须读，后世医家对内伤疾病多宗于此。外感病之《温病条辨》一书亦很好，应该好好地学习。《医宗金鉴》《医学心悟》，这些书可为我们勤求古训找到更好的落脚点。更有清代之叶天士的医案，是很好的临床经验记录，临床医师必须读。

当然，拜师访友也是"勤求"的一个好方法。古云："独学无师友，孤陋而寡闻"。曾国藩曾说："拜师访友益于治学"。多拜师，多交友，集思广益，互相促进，终有所成。叶天士一生拜师 17 人，后成为温病学派之大师。

读书必有方法。曾国藩说："读书之法，看、读、写、作，四者每日不可缺"，道出了读书必须讲究方法。在中医学界里，会读书者，可能要属清代的吴鞠通了，他将仲景、叶氏读得很懂很透，并发挥得淋漓尽致。一本《温病条辨》就是最好的明证，为后世所敬仰。岳美中前辈曾说："读书宁涩勿滑，临证宁拙勿巧"，更说明了读书应扎扎实实、逐字逐句地读下去，不要走马观花、浮光掠影。

"博采众方"。近代医家的书很多，如《蒲辅周医案》《蒲辅周医疗经验》《岳美中医案集》《岳美中论医集》《医宗金鉴》《医学心悟》，高德的《伤寒论方医案选编》，以及近贤刘渡舟、马有度、陈瑞春、焦树德、熊继柏的书，这些书都很好，可资借鉴学习。还有相关的杂志，更能反映当前最新的医疗现状和方法，有助于自己在医学的道路上成长。书读得多了，其理自明，"博采众方"也不是难事，临床治疗疾病也能胸有成竹，得心应手，正如清代刘仕廉在《医学集成》中说："医之为道，非精不能明其理，非博不能致其约。"

总之，取他人之精华，去其糟粕，择善而从，变他人之经验为自己临床常用之法，但也绝不能去研究一些虚无缥缈的东西，应实事求是，做一名名符其实的好中医师。

 # 中医基本特点，辨证论治

《中医基础理论》说：辨证论治，就是将四诊所收集的资料、症状和体征，通过分析、综合、辨清疾病的病因、性质、部位以及邪正之间的关系，概括、判断为某种性质的证，再以此确定相应的治疗方法。

我有时候在想，如果中医基础理论里没有辨证论治这个概念，那我们中医该怎样看病呢？先这样想，就只有四诊和方剂或药物，不用辨证论治这个理论，怎么看病？有人说，只要熟悉方剂或药物的作用就好了，通过四诊所收集的病史资料，再结合方剂或药物的功效，方剂治疗什么病，药物治疗什么病，一套就知道该用哪个方或哪味药。现在很多的医师就是这样，更说明了现在的验方、秘方就是在这种情况下出现的。这是简单的治疗疾病方法，中医学最初的起源就是这样的。但我们的先辈们在经过无数次用药后发现，同样的疾病，用同样的药物有时有效，有时无效，那是什么原因呢？于是，古人就在思考、分析、找原因，结果就找到了一种行之有效的方法，那就是辨证论治，其中张仲景的《伤寒杂病论》就是一本辨证论治最好的书。

在临床中我很少用偏方、验方，觉得一方统治一病中的多个证型而不辨证，是不可取的，包括我自己介绍的一些临床经验方，应先辨证尔后再选方，方为良策。比如笔者用龙骨鸡蛋汤治疗小儿遗尿，本方多数病人用之效果确实很好，但笔者曾遇到一位 8 岁患儿，遗尿半年，多处治疗无效，后来在我处治疗。观其方多为补肾收涩之品，详细问之，小儿小便为乳白色、有臭味，伴随遗尿症状半年，我当时没有用龙骨鸡蛋汤，而是以八正散加味数剂而愈。也曾治疗一位卒中后遗症病人，有头晕、舌强语謇、流涎、一侧肢体无力半年，伴咳嗽咳痰 1 周来就诊，处方以涤痰汤加味治疗。当时是这样考虑：病人素肝风夹痰，此次咳嗽又为痰邪为犯，而涤痰汤为燥湿化痰之方，故选此方。结果病人服药 5 剂，咳嗽症状无一点缓解，后再诊，经仔细察看舌、脉、症后，给予麻杏止嗽散 3 剂，咳嗽愈，后再予涤痰汤加味治疗。记得某医院一肾内科专家（西医医师），一遇到肾病综合征，就用黄芪当归汤（即黄芪 120g，当归 30g）煎水服，他说这是治疗尿蛋白的良方，我想可能有效者少，无效者多。我曾用半夏泻心汤加味治疗腹泻，效果很好，曾在某一时间段有不问病之新久、寒热、虚实，提笔即用此方，正因如此，我科主任（西医医师）也抄这个方子治疗腹泻，但不效者亦有之，后细思之，不问病之寒热、虚实岂能有效？平胃散、参苓白术散、痛泻要方等，古人岂有白费心机之理。鉴于以上事实，辨证论治的重要性可见一斑。

我们单且不说中医，就是现代医学治疗许多感染性疾病运用抗生素时也要进行药敏试验，这样旨在了解病原微生物对各种抗生素的敏感程度，以指导临床合理选用抗生素药物。还有西医的各种辅助检查，既为了明确疾病的诊断，也是更好地指导用药，我想，这也算是西医的"辨证论治"了。而作为我们中医人，辨证论治就是中医学的基本特点，是认识疾病和治疗疾病的基本原则，没有这个理论，就是无水行舟，寸步难行。正如程钟龄在《医学心悟》中说："论病之原，以内伤外感四字括之。论病之情，则以寒、热、虚、实、表、里、阴、阳八字统之。而论治病之方，则以汗、和、下、消、吐、清、温、补八字尽之。"现在的《中医诊断学》给辨证论治分得很详细，《中医内科学》给一种疾病分了很多证型，这对我们临床诊断、治疗有很大的帮助。

　　10余年来，在医学的道路上走得很艰辛，走了很多弯路，后来在读到由程昭寰组织编写的《伤寒分册》一书，这里提到：《伤寒论》在古典医书中，以辨证论治著称，自始至终贯穿着辨证论治精神。陈瑞春亦提到，读《伤寒论》的每一个有方药的条文，就是读一个很好的医案。后来再读《中医基础理论》时，才有今日之遐想。

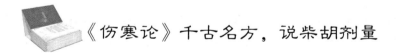

《伤寒论》千古名方，说柴胡剂量

　　小柴胡汤为和解少阳之主方。《伤寒论》原文谓：柴胡半斤，黄芩三两，人参三两，半夏半升，甘草、生姜各三两，大枣十二枚，上七味，以水一斗二升，煮取六升，去渣，再煎取三升，温服一升，日三服。这是小柴胡汤在原文中的剂量和煎服法，时至今日，柴胡的计量应该用多少呢？就此话题谈谈个人意见，不当之处，祈望指正。

　　柴胡这味药应该用多少才合适，临床医师众说纷纭、各抒己见，有用到

120g 者，有只用 10g 者，临床皆有效果。首先我们应明确柴胡在此方剂中的作用，柴胡苦、辛、微寒，归肝胆经，有和解少阳、疏肝解郁、升举阳气之功，本方中之柴胡，为少阳专药，轻清升散、疏泄透表，为方中之君药。而黄芩苦寒，善清少阳相火，与柴胡相伍，一散一清，共解少阳之邪。

刘渡舟教授认为：小柴胡汤中，柴胡的剂量应大于人参、甘草 1 倍以上，方能发挥治疗作用，若误将人参、甘草的用量大于或等于柴胡，则达不到和解少阳邪热的目的。刘老常用量为 12g，用于临床效果很好，焦树德教授用柴胡常用 15g、18g、22g 不等，临床效果也很好；陈瑞春教授常用 10g，临床亦能起沉疴。

读《伤寒论方医案选编》有治疗热入血室一病例，现录于此。"20 年前，曾治某校一女工，外感恰值月经来潮、寒热交作、心烦胸满、瞑目谵语、小腹疼痛。延迟六七日，曾服中药数剂，均未见效。我认为属热入血室证，拟小柴胡汤，用柴胡 12g，当时有人认为柴胡使用过量，劝病人勿服。病家犹豫不决，复来询我。……我力主大胆服用，……只服一剂，诸症均除。"从此案可知，世人对于柴胡的运用很是慎重。

查阅《中药学》，柴胡用法用量：3 ～ 9g，我觉得此剂量仅做参考。据现代药理学研究认为：小剂量（6 ～ 12g）即可达到疏软肝脾的目的，中剂量（15 ～ 21g）和大剂量（24 ～ 45g）可疏软肝脾，但易于中毒。笔者就此参照前人经验，临床常用柴胡 10g，或 15g，或 24g，取效颇佳，笔者觉得，用于升阳举陷方中，剂量应小，一般不超过 10g，我常用 6 ～ 9g；疏理肝胆剂量稍小，一般选用 10 ～ 12g；和解退热可稍重，我常用 18 ～ 24g。

至于柴胡为有升无降、劫肝阴之说，章次公先生认为：柴胡有升有降，绝非大升大降和劫阴之品，章老并以用至 30g 柴胡有泻下作用为其依据。

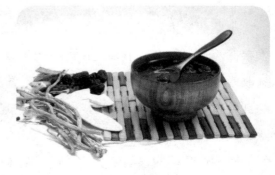

今人觉得，柴胡剂量必须宗仲景仙师的原剂量，用至汉代的半斤，大概相当于现在的 120g 左右（汉代的 1 斤约等于现代的 250g），我个人认为，"尽信书不如无书""宁可再剂，不可重剂"，临床应用时可以参考前人的计量，决不能死搬硬套地照搬原书剂量，重要的是依据临床实际情况而定。

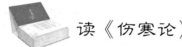 ## 读《伤寒论》有感，写医方拾遗

自张仲景之《伤寒论》的出现，后世医家多对此有所发挥，或依原文而解，或有所补益，于临床很为实用，讲得很是朴实。我多遵刘渡舟、陈瑞春，二老多以临床为出发点，无累赘之言，指导我们学习有很深的实际意义。笔者近日再读《伤寒论》时，突有所感悟，现笔录于此，与同仁分享。

笔者近日坐门诊，接触的上呼吸道感染病人较多，这种疾病本身不是重病，就是老百姓常说的普通感冒，如无并发症，一般经 5 ～ 7 天可痊愈。但若治疗不及时、不彻底，可能会引动很多旧病复发，比如慢性支气管炎、肺气肿、肺心病，加重原有心脏疾病，比如导致心力衰竭、心律失常等。忽然想起，早在 1800 多年前的《伤寒论》中，仲景仙师就对此有详细的论述，我们一起来看《伤寒论》第 7 条："病有发热恶寒者，发于阳也；无热恶寒者，发于阴也。发于阳七日愈，发于阴六日愈，以阳数七，阴数六故也。"可知，中医对于急性上呼吸道感染的病程时间有精确的论述，但此处之"病"也不是单指感冒而言，学者应灵活看待。

再如《伤寒论》43 条："太阳病，下之微喘，表未解故也。桂枝加厚朴、杏子主之。"18 条："喘家作，桂枝加厚朴、杏子佳。"这两条论述了太阳中风兼肺失宣降的证治。以方测证，临床应有"太阳中风"的临床表现，即头痛发热，汗出恶风，脉象浮缓等症，再兼有喘息等症状的病症，治疗选用桂枝汤解肌祛风，调和营卫；加厚朴、杏仁降气平喘，消痰导滞。表里同治，

标本兼顾，为解表宣肺，化痰定喘的有效方剂。我理解，此证相当于现代医学的感冒，引动慢性支气管炎、支气管哮喘而表现的症候，或者慢性支气管炎、支气管哮喘急性发作时临床表现为此证型者，均可用之。如《伤寒论方医案选编》记载治疗外感引动宿喘案例：刘某，男，42岁。素有痰喘之疾，发作较频。春日伤风，时发热，自汗出，微恶寒，头痛，且引动咳喘，发作甚于前，胸闷而胀，气喘倚息，痰白稠量多，咳喘之时则汗出更甚。不思食。舌苔白腻脉浮缓，关滑有力。此风邪伤表引动痰喘复发，外风夹痰浊壅滞胸脘，肺胃气逆不降所致。方用桂枝加厚朴、杏子汤加味。处方为：桂枝6g，白芍6g，炙甘草4.5g，生姜2片，厚朴9g，杏仁9g，麻黄1.5g，贝母9g，紫苏子9g，炒枳壳9g。连用3剂后，表证去，自汗止，痰喘亦平。再看《蒲辅周医案》中，蒲老用本方治疗重症腺病毒肺炎1例，患者为一3个月大的男婴，因发热4天，咳嗽气促，抽搐2次住院治疗，经用西药以及大剂麻杏石甘汤治疗无效，当时体温40℃，无汗，面色青黄，咳而喘满，膈动足凉，口周围色青，唇淡；脉浮滑，舌淡、苔灰白，指纹青，直透气关以上。蒲老认为是辛凉苦寒、撤热不退，是营卫不调、寒邪闭肺所致。遂用桂枝五分，白芍六分，炙甘草五分，生姜二片，大枣二枚，厚朴五分，杏仁十粒，僵蚕一钱，前胡五分。一剂得微汗，体温渐退，热降喘平，营卫得和，后再以射干麻黄汤加减治疗而愈。细读蒲老这则医案，有如肺炎并发心力衰竭，忽又忆及读毛以林老师的《步入中医之门》讲到刘新祥教授用桂枝加厚朴、杏子汤治疗心力衰竭的案例，并重点地说到汗与不汗的重要性。可知，本方不仅用于治疗外感引动宿喘，还可用于治疗喘息胸满、不能平卧的心力衰竭。

原文40条："伤寒表不解，心下有水气，干呕，发热而咳，或渴、或利、或噎、或小便不利、少腹满、或喘者，小青龙汤主之。"本条论述了太阳伤寒兼水饮内停的证治。用小青龙汤辛温解表、温化水饮，方中麻黄发汗、平喘、利水，配桂枝增强通阳宣肺之功；芍药与桂枝相配，调和营卫；干姜、细辛散寒化饮；五味子敛肺止咳，且使干姜、细辛不至升散太过；半夏降逆化饮；炙甘草和中兼调和诸药。诸药合用，共奏辛温解表、温化水饮之功。

现代医家对于此方的临床运用较为广泛，其适应范围是：①治表有寒邪，内有水饮，发热干呕而有咳喘者。②溢饮，心下有水气，咳嗽喘息，遇寒必发，吐痰沫，不能卧，喉中涩。③支饮，发热干呕，吐涎沫，咳逆依息不能卧。总之，寒饮咳喘，不论有无表证，均可用之。本方对现代医学的感冒、急慢性支气管炎、支气管哮喘、肺心病，只要辨证准确，多有较好的疗效。《伤寒论方医案选编》中有案例为证，李某，男，44岁。自幼患过哮喘，天冷遇水劳动则喘更甚。1964年8月12日因重感冒而复发哮喘，咳嗽连声，咽中辘辘，多吐白沫，伏坐不得卧，吐痰不松，食欲缺乏，大便结，小便清长；舌苔白滑，脉浮紧。……或衰木盛，水寒金冷，津液不得蒸发，则留而为饮，上迫于肺，肺络受阻，气机被遏，遂致咳喘，治宜温中蠲饮、宣肺纳肾。处方为：麻黄4.5g，肉桂0.9g，沉香1.5g，白芍6g，细辛2.1g，干姜3g，五味子3g，半夏6g，炙甘草6g，瓜蒌仁15g，莱菔子12g。服后喘定咳轻，咳痰大减，亦能卧睡。再以温化饮邪、肃降肺气，连服6剂而瘳。刘老常用小青龙汤治疗咳喘，常屡建奇功，并总结出小青龙汤运用的6个要点，大家可参考《刘渡舟验案精选》。

桂枝加厚朴、杏子汤与小青龙汤皆为表证兼喘的方剂，桂枝加厚朴、杏子汤为表虚兼喘，临床用以有汗而无水饮内停的咳喘病症，而小青龙汤为表实兼喘，用以无汗而有水饮内停的咳喘病症。

对于素有旧疾，又外感新病者，我们看看小建中汤。原文云："伤寒二三日，心中悸而烦，小建中汤主之。"伤寒二三日，尚属于新病，若未经误治，怎见心中悸而烦呢？可知，必是素体心脾两虚、气血不足，再被邪扰而致病。正虚心无所主，邪扰神志则烦。故本条为里虚邪扰之证。

小建中汤组方为：桂枝（去皮）9g，甘草（炙）6g，大枣（擘）12枚，芍药18g，生姜（切）9g，胶饴60g。上药6味，以水700ml，煮取300ml，去滓，加入饴糖，更上微火烊化，分2次温服。本方为温中补虚、和里缓急之剂，运用甚广，可用于治疗虚寒性腹痛、自汗盗汗、虚黄、虚劳诸不足、气虚发热、胃痛等病症。其辨证要点为：虚劳里急，腹中时痛，喜按，心中悸痛，虚烦不寐，梦遗失精，四肢倦怠，面色皮肤萎黄，手足发热，咽干口燥、舌淡苔薄白，脉濡细或弦缓等。近年来用本方治疗脱疽、神经衰弱、多种慢性消耗性疾病，如慢性肝炎、消化性溃疡等，临床可以参考用之。

　　在《伤寒论方医案选编》中记载小建中汤治疗十二指肠溃疡。朱某，男，27岁。七八年来患上腹部疼痛，于冬季反复发作，1周来上腹胀痛，每于中午1时左右、下午3时左右以及晚上发作，少量进食后可以缓解，近2日胃口不好，泛酸，进食后呕吐。查体：右上腹部压痛，大便隐血试验阳性，形体畏寒，舌苔薄白，脉象迟弦，治疗以温中散寒为法，处方为小建中汤和吴茱萸汤加减。吴茱萸3g，桂枝4.5g，炒白芍9g，煅瓦楞子30g，广木香9g，干姜3g，大枣3枚，饴糖（冲）15g。2剂。病人服药完，呕恶止，上腹仍痛，大便难解，苔脉同前。原方加延胡索6g，全瓜蒌12g。12剂，上方服2剂后疼痛减轻，大便隐血试验阴性，7剂后疼痛消失，唯时时嗳酸，夜寐不安，苔薄，脉小弦。后以香砂六君子丸善后。

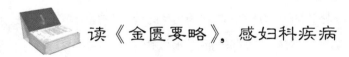

读《金匮要略》，感妇科疾病

　　张仲景在《金匮要略》中对于妇科疾病的治疗论述得颇为详尽，于后世有很深的启迪，其方、其法，于临床影响至深，正如《医学三字经》中说："精而密，长沙室"，说明了治疗妇科疾病的精密方法，应当深究张仲景的著作，求得仲景的精意。笔者近日再读方书，有一些感悟与体会，现笔录于此，分享与同仁。

1. 对于妊娠期间疾病的证治

（1）妊娠的诊断

　　张仲景首先谈到妊娠的诊断及我们当今医学的早孕诊断。原文云："妇人得平脉，阴脉小弱，其人渴，不能食，无寒热，名妊娠。"可知，妇人月经停止后，脉搏却很正常，仅仅尺脉稍微弱，口中觉渴，食欲缺乏，又没有寒热症状，这是妊娠期间的正常现象。仲景以桂枝汤治疗。当然，若没有特殊不适，不服用药物其症状可以自行缓解。而对于早孕的诊断，除上述脉证外，早在《素问·阴阳别论》中有记载说："阴搏阳别，谓之有子。"尺脉多滑，也是妊娠期的一典型表现。现代医学多以妊娠试纸查尿来诊断早孕，其法简单，亦较为准确，临床较常用。

（2）妊娠恶阻的治疗

"妇人得平脉，阴脉小弱，其人渴，不能食，无寒热，名妊娠，桂枝汤主之。于法六十日当有此证，设有医治逆者，却一月，加吐下者，则绝之。"这里谈到恶阻的发病时间和预后。这里的恶阻就是指现代老百姓所说的早孕反应。一般在六十日当有此证，经过治疗后若没有缓解，反而还吐泻症状者，这势必损伤胎气，导致流产。对于早孕反应，若较轻微者，一般不需服药治疗症状可以自行好转，但症状较重者，就必须要服药治疗了。仲景拟方为干姜半夏人参汤治疗，如原文说："妊娠呕吐不止，干姜人参半夏丸主之。"干姜、人参（各一两），半夏（二两），上三味，末之，以生姜汁糊为丸，如梧子大。饮服 10 丸，日三服。此方适于胃虚寒饮的恶阻，临床表现为呕吐不止、口干不渴，或渴喜热饮、头晕心悸、舌淡苔白滑，脉弦，或细滑者。当然，此方不能用于所有的妊娠恶阻病人，临床应仔细辨证，若为胃热而伤者，应另选方剂。笔者师其法，对于治疗此病，多以下二方治疗：一是加味香砂六君子汤治疗，组方为党参 15g，炒白术 12g，茯苓 15g，木香 6g，砂仁 6g，旋覆花 12g，柿蒂 9g，姜汁 3 茶勺，炙甘草 6g，用于治疗脾胃虚寒所致的恶阻，此为陈修园常用的经验方。二是加味橘皮竹茹汤，组方为橘皮 12g，竹茹 12g，柿蒂 10g，姜汁三茶勺，半夏 6g，枇杷叶 12g，党参 15g，本方理气降逆、清热止呕，用于胃热所致者效果较好。

（3）妊娠腹痛证治

方书云："妇人怀娠六七月，脉弦发热，其胎愈胀，腹痛恶寒者，少腹如扇。所以然者，子藏开故也，当以附子汤温其藏。"本条论述阳虚寒甚的症状和治疗方法，本条的症状和方药，笔者没有实践经验，故不敢谈论。但临床若遇此证，应辨证准确无误，方可使用，因附子为堕胎之品，非神而明之，莫敢轻试也。

"妇人怀妊，腹中绞痛，当归芍药散主之。"本方由当归（三两），芍药（一斤），茯苓（四两），白术（四两），泽泻（半斤），川芎（半斤），上六味，杵为散，取方寸匕，酒和，日三服。从本方的药物推测其症状，应为肝脾不和、气血瘀滞所致腹痛，临床表现多有腹中绵绵作痛，伴有足跗水肿等症状者，选用芍药敛肝和营止痛；当归、川芎调肝和血；茯苓、白术、泽泻健脾渗湿。后世对本方的使用，不仅限于治疗妊娠腹痛，也多用于治疗妇人多种腹痛，以及白带增多等症状者，效果较好。如陈瑞春教授以本方治疗妇女的附件炎、宫颈炎、盆腔炎等所致的腹痛，白带多者加芡实、山药、萆薢；白带多而清冷者，加车前子、薏苡仁；见黄带者，加黄柏、十大功劳；白带中有血性分泌物者，重加益母草。笔者用此方常加减组方为：当归15g，白芍30g，赤芍30g，川芎9g，茯苓20g，泽泻15g，白术15g，延胡索15g，川楝子10g，蒲黄12g，五灵脂15g，乌药15g。用于治疗多种腹痛，常取得较为满意的疗效。

（4）妊娠期水肿

原文云："妊娠有水气，身重，小便不利，洒淅恶寒，起即头眩，葵子茯苓散主之。"组方为：葵子（一斤），茯苓（三两），上二味，杵为散，饮服方寸匕。日三服，小便利则愈。妊娠期水气，即后世所称的"子肿"，多见于妊娠中晚期，临床以肢体面目肿胀、小便不利、头眩为主要临床表现。笔者理解，此证型相当于现代医学的妊娠高血压综合征。对于此证型，仲景仙师用葵子茯苓散治疗，后世用此方者较少，临床也少有报道。而在《中医妇科学》中，将其分为脾虚、肾虚、气滞三型，辨证选方用药。我觉得治疗此证型，应结合现代医学的相关检查和指标来治疗，比如监测血压及尿常规、肾功能的检查，皆很重要。必要时应中西医结合治疗，方不为误。

（5）妊娠小便淋痛

"妊娠小便难，饮食如故，归母苦参丸主之。"当归、贝母、苦参（各四两），上三味，末之，炼蜜丸如小豆大。饮服三丸，加至十丸。本条为血虚热郁导致的小便不利证治。本方取当归和血润燥；贝母利气解郁，兼治热淋；苦参利湿热、除热结，与贝母合用，能清肺而散膀胱郁热。诸药合用，共奏清热散瘀、利小便之功。

如《现代医案选·文广钧医案》所载。李某，21 岁，素体阴虚、肝脾蕴热，妊娠 7 个月，大便难，小便利。小腹胀坠，阴户肿痛，体温 37.4℃，脉弦滑，苔黄白。拟金匮法加减：苦参 15g，当归 6g，贝母 4.5g，杭芍 12g，川芎 6g，生地黄 9g，泽泻 9g，茯苓 9g。未来复诊，后经访问，服药 3 剂而愈。

《王修善临证笔记》记载，一妇妊娠，忽然点滴不下，困倦异常，以当归贝母苦参汤：当归、贝母、苦参各 9g，水煎空心服。服之而愈。

（6）妊娠期胎动不安

"妇人妊娠，宜常服当归散主之。"组方为：当归、黄芩、芍药、川芎（各一斤），白术（半斤），右五味，杵为散，酒饮服方寸匕，日再服。妊娠常服即易产，胎无疾苦。产后百病悉主之。

"妊娠养胎，白术散主之。"组方为：白术（四分），川芎（四分），蜀椒（三分，去汗），牡蛎（二分），上四味，杵为散，酒服一钱匕，日三服，夜一服。但苦痛，加芍药；心下毒痛，倍加川芎；心烦吐痛、不能食饮，加细辛一两，半夏大者二十枚。服之后，更以醋浆水服之。若呕，以醋浆水服之复不解者，小麦汁服之；已后渴者，大麦粥服之。病虽愈，服之勿置。此二条论述了胎动不安的治疗方法。笔者治疗本证型，多以泰山磐石饮治疗，组方为：人参 12g，炙黄芪 30g，当归 15g，川续断 15g，黄芩 10g，熟地黄 15g，川芎 6g，酒炒白芍 15g，白术土炒 15g，炙甘草 6g，砂仁 5g，糯米 1 勺。水煎温服。原书加减：有热者黄芩加倍，砂仁减半，胃弱者砂仁加倍，黄芩减半。功能主治：安胎保产，治气血两虚、胎动不安，或屡有堕胎宿疾，症见面色淡白，倦怠乏力，不思饮食；舌质淡，苔薄白，脉滑无力，或沉弱者。

（7）妊娠期胎漏

"妇人有漏下者，有半产后因续下血都不绝者，有妊娠下血者。假令妊娠腹中痛，为胞阻，胶艾汤主之。"组方为：川芎、阿胶、甘草（各二两），艾叶、当归（各三两），芍药（四两），干地黄（四两），上七味，以水五升，清酒三升，合煮，取三升，去滓，内服，令消尽。温服一升，日三服，不差更作。此条论述了下血的症状与治疗。妇人下血之因有三，一为经水淋漓不断的漏下，二为半产后的下血不止；三为妊娠胞阻下血，此皆为冲任脉虚、阴气不能内守所致。这里选用胶艾汤治疗，以调补冲任、固精养血。后世多以此方加减变化，治疗妇科月经诸疾，多取效，实为妇科中的良方。如章次公先生的医案，王女，经先期而量多，一来复，仍色鲜不净，面容与脉皆不足。古人有肝脾不能藏统之说。处方：当归6g，阿胶珠12g，潞党参9g，五味子4.5g，川芎6g，熟地黄12g，炮姜炭3g，川断肉9g，桑寄生12g，茯神12g，震灵丹6g（分2次吞）。按肝主藏血，脾主统血。肝脾失统摄之职，致月经量多。其治疗不宜用凉血之品，只宜用益气养血、补益肝脾之方以温摄之。又如左季云先生的医案，曾治疗童太太胎动不安，势甚危急，以胶艾汤加味治疗，一服而妥，方用：熟地黄五钱，川芎四分，当归三钱，阿胶三钱，炙甘草二钱，芍药一钱，艾叶五钱，缩砂仁一钱，香附一钱，黄芩一钱，老柴苏梗七分，菟丝子一钱，白术三钱。

（8）妊娠与癥瘕的鉴别及其治疗

"妇人宿有癥病，经断未及三月，而得漏下不止，胎动在脐上者，为癥痼害。妊娠六月动者，前三月经水利时，胎下血者，后断三月衃也。所以血不止者，其癥不去故也。当下其癥，桂枝茯苓丸主之。"

"桂枝、茯苓、牡丹（去心）、桃仁（去皮尖，熬）、芍药（各等份），上五味，末之，炼蜜和丸，如兔屎大。每日食前服一丸，不知，加至三丸。"早在1800年前，我国中医药学对于疾病的鉴别多根据朴素的临床表现来判断，而现代医学对于此病多借助于超声影像学的检查来鉴别，这是一个进步，而对于此证型的治疗，多以手术治疗，然仲景仙师的桂枝茯苓丸治疗此病效果较好，此方取桂枝、芍药通调血脉；牡丹皮、桃仁化瘀消癥；茯苓益气健脾。诸药合用，共奏活血化瘀、缓消癥块的良方。现代厂家以本方做成中成药，即桂枝茯苓胶囊，治疗妇人癥瘕之疾病，有一定的疗效。后世有报道用本方治疗宫外孕者，取得较好的疗效。

2. 产后疾病的证治

新产妇人有三病，一者病痉，二者病郁冒，三者大便难，何谓也？师曰：新产血虚，多汗出，喜中风，故令病痉；亡血复汗，寒多，故令郁冒；亡津液，胃燥，故大便难。此条即说明了产后亡血伤津液的痉病，产后血亏阴虚，以致阳气偏盛而上逆的头晕、目瞀、郁闷不舒的"郁冒"病，还有产后失血、汗多，津液重伤，大肠失于濡润的大便难。以及论述了主治产后腹痛有血虚里寒的当归生姜羊肉汤；主治产后气血瘀滞型腹痛的枳实芍药散；主治产后瘀血内结所致腹痛的下瘀血汤。更有产后中风、发热的竹叶汤；产后烦乱呕逆的竹皮大丸证治，一并谈了产后下利的白头翁加甘草阿胶汤。仲景始终以产后多虚多瘀为病机特点，进行全面的论述。

当然，后世医家在此基础上多有发挥，如《傅青主女科》治疗产后腹痛的生化汤，为临床医家所常用，其组方为：全当归25g，川芎12g，桃仁9g，干姜6g，炙甘草6g，本方为活血化瘀、温经止痛之常用方，是治疗产后血虚受寒、恶露不行、小腹冷痛的常用方。有些地区以本方为产后必服用之方，可知本方对于治疗产后疾病之广也源于其疗效较好的缘故。我国四川一带，多以产后妇人给予红糖鸡蛋汤常服用，这也是源于产后多虚多瘀的缘故。当然，限于当时之年代，仲景不可能将妇科疾病阐述得像现代医学一样明了，但为我们今天治疗妇科疾病创立了较为完整的理法方药。我们后世根据其理论，以及结合临床观察，对产后恶露不绝、产后缺乳，以及产后发热等疾病的治疗更有进一步的完善。

对于产后疾病，《备急千金要方》内补以当归建中汤，治疗妇人产后虚羸不足、腹中刺痛不止、呼吸少气，或苦少腹中急、腹痛引腰背、不能饮食，产后一月，日得服四五剂为善，令人强壮宜。如左季云先生的医案：宁河某患者患脐下疼痛，两胁（属肝）坠胀，喜按（主虚），呃逆不舒（主胃），气不上升（气弱），胃口烦痛，腰痛（主肾），白带淋漓（脾湿）。由天津至北京诊治，左季云先生以《备急千金要方》内补当归建中汤，并叶天士之经验，以血肉有情之品加味治疗，方为：当归五钱，桂枝三钱，生姜三斤，芍药五钱，炙甘草二钱，大枣四枚，黄芪四钱，制半夏三钱，小茴香三钱，白通草二钱，羊腰子一具。服上方3剂即愈。

3. 妇人杂病证治

妇人疾病，临床以经、带、胎、产和前后二阴诸病为主。而杂病是指凡不属于经、带、胎、产疾病范畴，而又与妇人解剖、生理、病机特点密切相关的各种妇科疾病。仲景仙师在此章节里论述了热入血室、梅核气、脏躁、腹痛、转胞、阴吹的治疗。原文云："妇人中风，七八日续来寒热，发作有时，经水适断，此为热入血室，其血必结，故使如疟状，发作有时，小柴胡汤主之。妇人伤寒发热，经水适来，昼日明了，暮则谵语，如见鬼状者，此为热入血室，治之无犯胃气及上二焦，必自愈。妇人中风，发热恶寒，经水适来，得七八日，热除脉迟，身凉和，胸胁满，如结胸状，谵语者，此为热入血室也，当刺期门，随其实而取之。阳明病，下血谵语者，此为热入血室，但头汗出，当刺期门，随其实而泻之，濈然汗出者愈。"这里讲述了热入血室的症状与治疗，如《伤寒论方医案选编》中记载："一妇人患伤寒，经水适来，谵语如见鬼状，且渴欲饮水，禁而不与，病势益甚。邀先生诊之，脉浮滑，是热入血室兼白虎汤证也。即与水不禁，而投以小柴胡汤。曰：张氏所谓其人狂，血自下，血下者愈。病势虽如此，犹当从经水而解也。五六日果痊愈。"

"妇人咽中如有炙脔，半夏厚朴汤主之。"其方为：半夏（一升），厚朴（三两），茯苓（四两），生姜（五两），干苏叶（二两），上五味，以水七升，煮取四升。分温四服，日三、夜一服。此方临床较为常用，后世医家多以此方加减治疗咽中如有炙脔的病症，取得较好的疗效。如刘老的医案：王某，女，37岁，住北京西城区。1994年8月29日初诊。患者性格内向，素日寡言少语，喜独处而不善与人交往。因家庭琐事烦思忧虑，导致情绪不稳、时悲时恐、悲则欲哭、恐则如人将捕之状。更为痛苦者，自觉有一胶陈块物哽噎咽喉，吐之不出、咽之不下。心慌、胸闷、头目眩晕、失眠、食少、恶心、呕吐、大便日行 2 次；舌苔白、脉沉弦而滑。辨为肝胆气机不疏，痰气交郁于上之"梅核气"病。治当疏肝解郁，化痰开结。方用"柴胡半夏厚朴汤"。

处方：柴胡 16g、黄芩 6g、半夏 15g、生姜 10g、党参 8g、炙甘草 8g、大枣 7 枚、厚朴 14g、紫苏 8g、茯苓 20g。

服药 7 剂，咽喉哽噎消失，情绪逐渐稳定，诸症渐愈。继服逍遥丸疏肝补血，以善其后。其按语云："梅核气"以咽中如物哽噎，咯吐不出、吞之不下为主症。《金匮要略》形容为："咽中如有炙脔"。吴谦解释说："咽中如有炙脔，谓咽中有痰涎，如同炙肉，咯之不出、咽之不下者，即今之梅核气病也。此病得于七情郁气，痰涎而生"。验之于临床，本病多由情志不遂、肝气郁结、肺胃宣降不利，以致津聚为痰、与气搏结，阻滞于肺胃之门户，故为咽喉哽噎、吞吐不利。所见胸闷、食少呕恶、亦悲亦恐、脉沉弦而滑，以及失眠、头眩目昏之症，皆为肝郁气滞痰阻所致。故治疗必以疏肝理气、化痰开结为法。张仲景所创"半夏厚朴汤"对此证有独特疗效。主药半夏，一用三举：一者降气；二者和胃；三者化痰开结。余药则为之佐助，如厚朴助半夏降气；茯苓助半夏化痰；生姜助半夏和胃；紫苏理肺舒肝、芳香行气，使肝者左升，肺者右降。又因本病起于气机瘀滞，故刘老时时以开郁为先务，常合小柴胡汤疏肝利胆，疗效更佳。刘老这一经方合用，临床医家更可资借鉴。

"妇人脏躁，喜悲伤欲哭，象如神灵所作，数欠伸，甘麦大枣汤主之。"组方为：甘草（三两），小麦（一升），大枣（十枚），上三味，以水六升，煮取三升，温分三服。亦补脾气。如《四川中医》1986 年第 9 期载：某女，54 岁。1972 年 3 月 4 日诊，病人近年因忧思劳倦而致头昏、心烦、纳呆、频频呵欠。前医诊断："神经官能症"，用药未效。症见：面色苍白，表情淡漠，神疲，嗜卧；舌淡白，苔薄白，脉缓。证属忧思伤脾、肝郁气滞之脏躁证。治宜养心益脾、疏肝解郁。方用甘麦大枣汤加味：甘草 9g，小麦、大枣、首乌藤各 30g，枣仁、合欢皮、杭芍、郁金各 15g。服 10 剂痊愈。追访至今未复发。

本方取小麦养心安神；甘草、大枣甘润补中缓急，用于治疗妇人悲伤欲哭、频做欠伸、神疲乏力，以及心烦易怒、失眠便秘等症状者。临床也可与酸枣仁汤治疗，或加龙骨、牡蛎、合欢皮等治疗，效果较好。

"妇人年五十所，病下利数十日不止，暮即发热，少腹里急，腹满，手掌烦热，唇口干燥，何也？师曰：此病属带下。何以故？曾经半产，瘀血在少腹不去，何以知之？其证唇口干燥，故知之。当以温经汤主之。"方为：吴茱萸（三两），当归、川芎、芍药（各二两），人参、桂枝、阿胶、牡丹（去心）、生姜、甘草（各二两），半夏（半升），麦冬（一升，去心），上十二味，以水一斗，煮取三升，分温三服。亦主妇人少腹寒、久不受胎，兼取崩中去血，或月水来过多，及至期不来。左季云先生谓本方有："过期不来者，能通之，月经过多者能止之，少腹寒而不受胎者，并能治之，统治带下三十六病，其神妙不可言矣。"

近代医家黄煌用温经汤治疗更年期妇女久泻。某女，50余岁，体瘦弱，以反复腹泻4月求方。已经服用各种消炎止泻方药无效，肠镜检查无恶疾，泻日久，寐不安，人渐瘦，面色憔悴，原本半老徐娘竟成一老妪。其唇干而瘪，其舌淡少苔。此一温经汤体质。遂用温经汤原方。半月后来复诊，露喜色，云大便见干，次数见少，嘱原方续服2个月。再来诊，面色红润，判若两人，其久泻顽疾已愈。温经汤治疗女人腹泻，当属古法，《金匮要略》温经汤条下已经有"妇人年五十所，病下利数十日不止"记载。我以此法治疗多例，均有良效。临床发现，温经汤不仅止泻，还能改善睡眠，对瘦弱中年妇女的失眠，只要没有精神心理疾病，就可以投以温经汤。黄煌教授的经验，治妇人，年50许，女性美感消失，嘴唇干枯，指掌角质化，手粗糙、干燥、开裂，唇干枯、无血色，头发枯黄，脸上黄褐斑、皱纹，月经不来这是真正的血虚。本方是美容方、美手方，是女性的一剂良方。

方书还谈及"带下经水不利，少腹满痛，经一月再见者，土瓜根散主之。""寸口脉弦而大，弦则为减，大则为芤，减则为寒，芤则为虚，寒虚相搏，此名曰革，妇人则半产漏下，旋覆花汤主之。""妇人少腹满如敦状，小便微难而不渴，生后者，此为水与血并结在血室也，大黄甘遂汤主之。""妇人经水不利下，抵当汤主之。""妇人经水闭不利，藏坚癖不止，中有干血，下白物，矾石丸主之。""妇人六十二种风，及腹中血气刺痛，红蓝花酒主之。""妇人腹中诸疾痛，当归芍药散主之。"妇人腹中痛，小建中汤主之。妇人病，饮食如故，烦热不得卧，而反倚息者，何也？师曰："此名转胞，不得溺也。以胞系了戾，故致此病。但利小便则愈，宜肾气丸主之。蛇床子散方温阴中坐药。狼牙汤方。胃气下泄，阴吹而正喧，此谷气之实也，膏发煎导之。"仲景仙师能在当时封建之年代，对于妇人疾病有如此高度的经验总结与积累，实属不易。后世医家的发挥与创新更给中医妇科学锦上添花。如今国泰民安，我们应该将中医学继承、发扬光大，更好地为人们的健康服务。

读《医学心悟》，悟医方拾遗

　　读《医学心悟》，给我很多收获，于临床帮助很大。当读及《杂病主治四字诀》时，再结合当代中医的状况，更有许多感悟和体会，现笔录于此。

　　原文云："杂症主治四字者，气、血、痰、郁也。丹溪治法，气用四君子汤，血用四物汤，痰用二陈汤，郁用越鞠丸，参差互用，各尽其妙。薛立斋从而广之，气用补中，而参以八味，益气之源也。血或四物，而参以六味，壮水之主也。痰用二陈，而兼以六君，补脾土以胜湿，治痰之本也。郁用越鞠，而兼以逍遥，所谓以一方治木郁而诸郁皆解也。用药之妙，愈见精微以愚论之，气虚者，宜四君辈，而气实者，则香苏、平胃之类可用也。血虚者，宜四物辈；而血实者，则手拈、失笑之类可用也。寻常之痰，可用二陈辈，而顽痰胶固致生怪症者，自非滚痰丸之类不济也。些小之郁，可用越鞠、逍遥辈，而五郁相混，以致腹膨肿满，二便不通者，自非神佑、承气之类弗济也。大抵寻常治法，取其平善，病势坚强必须峻剂以攻之，若一味退缩，则病不除。而不察脉气，不识形情，浪施攻击，为害尤烈。务在平时将此气、血、痰、郁四字，反复讨论，曲尽其情，辨明虚实寒热、轻重缓急、一毫不爽，则临证灼然，而于治疗杂症之法，思过半矣"。

中医学发展到今天，对于气血痰瘀所表现出来的症状以及治疗，在历代的基础上更日臻完善，我们一起来看看。

1. 气证

《素问·举通论》说："余知百病生于气也。怒则气上，喜则气缓，悲则气消，恐则气下，寒则气收，炅则气泄，惊则气乱，劳则气耗，思则气结，九气不同，何病之生？岐伯曰：怒则气逆，甚则呕血及飧泄，故气上矣。喜则气和志达、荣卫通利，故气缓矣。悲则心系急、肺布叶举，而上焦不通、荣卫不散、热气在中，故气消矣。恐则精却，却则上焦闭、闭则气还，还则下焦胀，故气不行矣。寒则腠理闭、气不行，故气收矣。炅则腠理开、荣卫通、汗大泄，故气泄。惊则心无所倚、神无所归、虑无所定，故气乱矣。劳则喘息汗出、外内皆越，故气耗矣。思则心有所存、神有所归、正气留而不行，故气结矣。"此篇较为详尽地阐述了百病生于气的临床表现，气之病变，不外气之升降、出入运动形式和气之功能发生了改变，表现为气滞、气逆、气陷、气虚等。

（1）气滞

机体的某些局部发生阻滞不通时所表现出来的症状为气滞，即临床常说的气机郁滞。其多为病邪内阻、七情郁结、阳气虚弱、温运无力所致。临床表现以胀闷、疼痛为特点。治疗多以行气之品为主，但总以祛除病邪为治病之根源，如由于食积胃脘而致的脘腹胀满疼痛，以消食化积为主，佐以行气之品，如我们临床常用的保和丸，以山楂、建曲、麦芽、莱菔子为消食以治病之本，佐以陈皮、半夏以行气；若为七情内伤所致肝气郁滞，治疗以疏肝为主，佐以理气之品，如柴胡疏肝散，以柴胡、白芍疏肝柔肝，再以枳壳、香附子、陈皮以行气；若为寒凝气滞，则以驱寒散邪为主，佐以理气之品，如枳实薤白桂枝汤，以桂枝、薤白通阳散寒，枳实、厚朴、瓜蒌祛痰行气；若为瘀血阻滞而致气滞，治疗总以祛瘀血为主，佐以理气之品，如血府逐瘀汤，以桃红四物汤活血化瘀为治疗疾病之本，佐以枳实、桔梗行气以助血行。

（2）气逆

是指气机升降失常，逆而向上引起的病症，临床上多以肺胃之气和肝气上逆为主。临床表现以肺气上逆为主者，表现为咳嗽、喘息。治疗上多选用苏子降气汤、定喘汤；胃气上逆为主者，表现为呃逆、嗳气、恶心、呕吐，治疗上多选用旋覆代赭汤、橘皮竹茹汤；肝气上逆者，表现为头痛眩晕、昏厥、呕血，对于头晕眩晕之症，临床可以选用天麻钩藤饮、镇肝熄风汤、龙胆泻肝汤治疗，对于昏厥、呕血重症，可以针、药并施治疗，或者借助于现代医学治疗，以免贻误病情。

（3）气虚

是指以人体脏腑组织功能减退为主要临床表现的病症，多有久病体虚、劳累过度、年老体弱，或夏季暑热之气耗损人体气阴。如王孟英说："暑伤气阴，以清暑热而益元气，无不应手取效"。临床表现为：少气懒言、神疲乏力、头晕目眩、自汗、活动时诸症加剧；舌淡苔白，脉虚无力。治疗上若为久病体虚、年老体弱导致者，我多选用十全大补汤加味治疗；若为劳累过度所致者，可选用补中益气汤加味治疗；若为暑湿所伤者，选用李东垣的清暑益气汤、参麦饮加味治疗。

（4）气陷

是指气虚无力升举而反下陷的病症，此型多为气虚进一步发展而致。其临床表现为：头晕目花、少气倦怠、久泻久痢、腹部有坠胀感、脱肛、胃下垂或子宫下垂等；舌淡，苔白，脉弱。治疗上多选用补中益气汤加味治疗，若为气短不足以息、呼吸困难、脉沉迟微弱者的胸中大气下陷证，临床可以选用张锡纯的升陷汤加大剂的山茱萸治疗，效果较好。

2. 血证

血是构成人体和维护人体生命活动的基本物质，具有营养与滋润的作用。其发生病变，主要有血虚、血瘀、血热、血寒，多由外邪干扰，脏腑功能失调所导致。

（1）血虚证

这个概念不能单纯理解为现代医学的贫血，但也包括这个病。其发病原因多由禀赋不足，脾胃虚弱，各种慢性失血，思虑过度，瘀血阻络，以及肠寄生虫病。临床表现为：面色无华或萎黄，唇色淡白，爪甲苍白，头晕眼花，心悸失眠，手足发麻，妇女月经量少，衍期或闭经；舌淡苔白，脉细无力。此证型，临床多选用归脾汤加味治疗，或四物汤，临床应该根据具体情况而施治。

（2）血瘀

多为离经之血停留于体内，或血行不畅，壅遏于经脉之内，郁积于脏腑组织器官的，皆称之为瘀血，临床表现为：疼痛如针刺刀割，痛有定处，拒按，夜间加剧。瘀血停于体表者，常有青紫瘀斑；在腹内者，坚硬按之不移，称之为症积；若为胃肠道出血者，大便为黑色；若瘀血停滞较久，则有面色黧黑、肌肤甲错、口唇爪甲紫黯，或皮下紫斑，或肤表丝状如缕，或腹部青筋外露，或下肢筋青胀痛，妇女常见经闭等表现；舌质紫黯，或见瘀斑、瘀点，脉象细涩。后世医家多遵王清任的诸血府逐瘀汤治疗。仲景仙师的大黄蟅虫丸、下瘀血汤、桃核承气汤、温经汤，以及后世的复元活血汤、失笑散、生化汤、活络效灵丹等，均有很好的疗效。

（3）血热

是指脏腑火热炽盛、热迫血分所表现的证候。本证多因外邪侵袭，烦劳，嗜酒，恼怒伤肝，房室过度等因素引起。临床表现为：咯血、吐血、尿血、衄血、便血、妇女月经先期、经量多、血热、心烦、口渴；舌红绛，脉滑数等症状。对于此证型，笔者常选用犀角地黄汤加味治疗。多加入炒荷叶30g，炒仙鹤草30g，白茅根30g（此方为王静安临床经验方，名为荷叶茅仙汤）治疗，效果很好。

（4）血寒

是指局部脉络寒凝气滞、血行不畅所表现的证候。常由感受寒邪引起，亦有素体阳虚，易于感此邪为病。临床表现为：手足或少腹冷痛，肤色紫黯发凉，喜暖恶寒，得温痛减，妇女月经衍期，痛经，经色紫黯，夹有血块；

舌紫黯，苔白，脉沉迟涩。笔者多选用当归四逆散加味，或温经汤治疗。

3. 痰

痰是由于脏腑功能失调以致水液停滞所产生的病理产物。而痰证是指水液凝结、质地稠厚，停聚于脏腑、经络、组织之间而引起的病证。常由外感六淫、内伤七情，导致脏腑功能失调而产生。临床表现多为：咳嗽咳痰，痰质黏稠，胸脘满闷，纳呆呕恶，头晕目眩，或神昏癫狂，喉中痰鸣，或肢体麻木，见瘰疬、瘿瘤、乳癖、痰核等；舌苔白腻，脉滑。

古人有"诸般怪证皆属于痰"之说。说明痰致病的广泛性，治疗更应辨明痰之因而治之。若痰阻于肺，宣降失常、肺气上逆，则咳嗽咳痰，对于此病症，临床多有寒热之辨。痰湿中阻，气机不畅，则见脘闷、纳呆、呕恶等。痰浊蒙蔽清窍，清阳不升，则头晕目眩，我多以半夏白术天麻汤加味治疗；痰迷心神，则见神昏，甚或发为癫狂，可以涤痰汤加味治疗；痰停经络，气血运行不利，可见肢体麻木，我多以茯苓丸加味治疗，但对于此证型，应辨证准确无误方可投方；停聚于局部，则可见瘰疬、瘿瘤、乳癖、痰核等，对于这种包块的治疗，效果较慢，很多病人没有耐心。

4. 郁证

多由精神刺激超越了人体自身的调节能力时，表现出来的病症。临床多表现为心情抑郁、情绪不宁，胸部满闷、胁肋胀痛或易怒喜哭，或咽中如有异物梗塞等症。

《素问·六元正纪大论》说："郁之甚者，治之奈何""木郁达之，火郁发之，土郁夺之，金郁泄之，水郁折之"。为后世医家治疗郁证之原则。《素问·举痛论》说："思则心有所存，神有所归，正气留而不行，故气结矣。"《灵枢·本神》说："愁忧者，气闭塞而不行。"《灵枢·本病论》说："人忧愁思虑即伤心""人或恚怒，气逆上而不下，即伤肝也"。这里论述了情志致病所伤及的脏腑。《金匮要略·妇人杂病脉证并治》记载的脏躁和梅核气两种病证，并指出这两种病证多发于女性，所提出的甘麦大枣汤、半夏厚朴汤方药沿用至今。《诸病源候论》中说："结气病者，忧思所生也。心有所存，神有所止，气留而不行，故结于内。"指出忧思会导致气机郁结。金元时代，开始比较明确地把郁证作为一个独立的病证加以论述。如元代《丹溪心法·六郁》已将郁证列为一个专篇，提出了气、血、火、食、湿、痰六郁之说，创立了六郁汤、越鞠丸等相应的治疗方剂。此二方为临床医家治疗郁证所常用。笔者曾治疗一青年男性，因父亲病逝，悲伤过度，致胃脘及胁肋部疼痛，常叹息，请笔者诊治，诉胃脘及胁肋胀痛，长叹息后症状稍有缓解，纳差，查舌苔薄白，脉弦，此为肝气犯胃。遂处方为：川芎10g，苍术10g，香附子15g，栀子6g，建曲20g，柴胡10g，白芍15g，枳壳15g，郁金15g，青皮10g，病人服药1剂，症状明显改善，嘱继续服用上方治疗，共服药5剂，诸症皆愈。

总之，气、血、痰、郁是诸多疾病之首，是为治疗杂病辨证论治的较为实用的方法和思路，是我们今天中医学需要进一步探讨的话题。

 读《伤寒论》脏结证，看现代疾病

忆及2002年，笔者悬壶乡里，我村一村民，年48，男性，素体健康。近1个月感上腹部胀满疼痛，不知饥，时有嗳气，体形渐瘦，常感疲乏，服药无数，效果甚微，来笔者处诊治，查体时见上腹部可触及一包块，约如盘大，质较硬，有压痛，建议上级医院检查，患者同意，笔者携其到县医院做胃镜、肝B超以及血生化检查，最后诊断为肝癌。

后来读《伤寒论》，原文云："问曰：病有结胸，有脏结，其状何如？答曰：按之痛，寸脉浮，关脉沉，名曰结胸也。何谓脏结？答曰：如结胸状，饮食如故，时时下利，寸脉浮，关脉小细沉紧，名曰脏结。舌上白胎滑者，难治。""脏结无阳证，不往来寒热，其人反静，舌上胎滑者，不可攻也。""病胁下素有痞块，连及脐旁，病引少腹入阴筋者，此为脏结，死。"

仲景对于这个病，提出难治、不可攻、死的语言，而没有给予治疗方法和方药，可知为重症、难治疗的疾病。现在细细思来，上述这个病，有似于脏结证。病人后来回家 3 个月死亡。

再后来，遇到胃癌患者，临床表现也与仲景所叙述的脏结证很相似，可知脏结证在《伤寒论》里，与现代医学的胃癌、肝癌很有相似之处，笔者理解，脏结证除了"按之痛，寸脉浮，关脉沉，以及心下痛，按之石硬"之外，还有恶心、呕吐，大便干结难下，身体消瘦等症状。而在当时的年代，能对此病的舌、脉、症有较为详尽的描述，以及预后有正确的认识，这是中医学很了不起的，是值得骄傲的。

如今的中医人，要继承和发扬中医事业。我们在继承这方面做得很好，而发扬又怎样做呢？我觉得，现代医学的某些辅助检查很值得参考。比如，对于没有症状的乙肝患者，没有症状的高血压病患者，对于没有症状的糖尿病患者等，我们仅仅凭中医的舌、脉、症，是很难发现的，但我们岂能故步自封，觉得运用了这些辅助检查就不是中医了，完全不是的，运用这些辅助检查，能更好地早期诊断、早期治疗，可以减少很多疾病的误诊误治。比如岳美中老前辈根据尿蛋白阳性的指标制定了服用中药玉米须的良好方法。这些方法的借用对于我们临床医师有很深的启迪。几天前在门诊遇到一位患者，老年女性，主诉就是上腹部疼痛，恶心、呕吐，余无所苦，脉表现为沉细无力而数，经仔细查体，发现下肢水肿，考虑为心力衰竭，经住院治疗后几经抢救才挽回生命。

对于治疗乙肝这个病，其实我们很大程度上就是借用了辅助检查，根据乙型肝炎病毒检查、HBV-DNA、肝功能的检测来指导用药。当然，辅助检查只能作为参考，不能只跟着这些检查走，重要的是根据病人的具体情况，以中医学理论辨证而论治。大家可以学习当代名老中医治疗乙肝的经验。

中医学认识和治疗疾病的方法是很朴素的，但朴素并不简单，它来自于生活中的金木水火土，来自于宇宙中的日月雨雾，来自于世间的花草树木，它不同于现代医学显微镜下的血管、细胞、组织、细菌，不同于实验室的小白鼠的实验研究，不同于抗生素一代又一代的更新，它治疗疾病是根据个体的不同、地域的不同、气候的不同，而选方用药也异的治病方法，这就是中医学的基本特点，是整体观念和辨证论治。

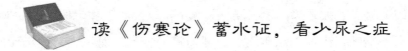 读《伤寒论》蓄水证，看少尿之症

　　现代医学认为，正常健康人 24 小时尿量 1500 ～ 2000ml；24 小时尿量少于 400ml，或每小时少于 17ml 称少尿，24 小时尿量少于 50ml 称无尿。多见于心、肾疾病和休克病人。在病房中，遇到肾疾病：肾功能不全（尤其是急性肾功能不全）、肾病综合征等；心脏疾病：充血性心力衰竭等；消化系统疾病：大量腹水、腹泻、呕吐等；危重症病人、老年患者；特殊治疗患者，如激素冲击治疗、化疗等皆需要记录 24 小时出入量，这对于指导临床用药、疾病的转归等情况有积极的意义。而对于尿少的患者，我们在补足液体的前提下多用呋塞米，或导尿治疗，对于缓解症状效果很好。而中医学在这方面是否有其独特的治疗方法呢？

　　其实早在 1800 多年前仲景提出的对于小便尿少的治疗，就是我们今天看到的《伤寒论·蓄水证》五苓散（当然还有其他方剂），如原文云："太阳病，发汗后，大汗出，胃中干，烦躁不得眠，欲得饮水者，少少与饮之，令胃气和则愈。若脉浮，小便不利，微热消渴者，五苓散主之。"此条即谈到蓄水证的脉证。五苓散之组方为：猪苓（十八铢，去皮），泽泻（一两六铢），白术（十八铢），茯苓（十八铢），桂枝（半两，去皮）。上五味，捣为散，以白饮和服方寸匕，日三服，多饮暖水，汗出愈，如法将息。还有："发汗已，脉浮数，烦渴者，五苓散主之。伤寒汗出而渴者，五苓散主之；不渴者，茯苓甘草汤主之。中风发热，六七日不解而烦，有表里证，渴欲饮水，水入则吐者，名曰水逆。五苓散主之。"这些条文阐述了五苓散的症状与用药方法。

那么此方能否用于现代医学的一些尿少疾病呢？我们一起来看看这些案例。

如《伤寒论方医案选编》载有治疗子宫摘除术后小便不通。某患者，24岁，妊娠过月。经检查……子宫底界限不明显，胎位不清，胎心消失，阴道有少量流血，子宫颈软，宫口开 2 指，胎儿显露未触及，右下腹部穿刺有陈血，诊断为子宫破裂，当晚 7 时即行剖腹，摘除子宫及左侧输卵管、卵巢，手术经过顺利，手术后留置导尿管。术后第 4 天试拔导尿管，因膀胱麻痹不能自行排小便，又继续用导尿管及热敷，肌内注射维生素 B 和士的宁，均未见效，于术后第 8 天转中医治疗。患者头昏，少腹胀痛，小溲不通，口渴不欲饮，大便正常，舌苔薄白微腻，脉象濡缓。证属术后脾胃不和，膀胱气化不利，州都之官失职……治以和脾利水，气化膀胱。方用五苓散加减：茯苓、猪苓、泽泻、白术各 9g，桂枝 2.4g，大腹皮、木通各 4.5g，车前子 6g，广木香、防己、生甘草各 3g，服药 1 剂而愈。

案例 2 为水肿，患者张某，男，7 岁。于 1962 年 2 月出现水肿，起于面部，继而蔓延周身、四肢，伴有发热、尿少色黄，食欲尚可，大便正常。4 天后全身呈高度水肿，皮肤发亮，腹部膨大，经服中药数剂后，肿势渐退。但为及数十日，又腹膨如前，用西药治疗，水肿又消退。前于 11 月 15 日又发病，病势较以往两次为重，不仅肿势更甚，并有气喘现象，经服西药，效果不著，改用中药治疗。现症：两目四肢皆浮肿，按之没指，腹大如鼓，脐突，睾丸肿大，阴茎前端肿如桃子，且透明发亮，呼吸短促，舌苔白腻，脉弦有力，体重 50kg，腹围 68cm……。证属于阳水证。按《黄帝内经》"开鬼门，洁净腑"及《金匮》"腰以下肿当利小便……"的治疗原则进行处理。方用五苓散、五皮饮加薏仁、六一散、陈葫芦、车前子等，使水从上下表里分消而解。服药 2 剂，小便增多、喘略平、肿势渐消，续服 3 剂，身肿逐渐消失，一般情况良好。前方再增入汉防己。服药 5 剂后，检查腹围 59cm、体重 43kg、尿量不多，前方又去桂枝改肉桂，去白术改苍术，去葫芦改牵牛子，并加黄芪皮，继续服药 3 剂，诸恙悉除，身肿俱消，后以六君子丸善其后。

更有一案，治疗臌胀，患者为 43 岁，男性。患病 2 个月余，西医确诊为肝硬化腹水，住院治疗。查：腹大如鼓，脐突出，两腿水肿，按之没指，活动困难，小便不利，口渴不利，胃纳呆少，神疲乏力，面色苍褐，身目俱黄，无汗，舌苔黄厚腻，脉沉弦而长。辨证：肝郁积聚、臌胀黄疸、水湿泛滥，治以通阳化湿、行气利水。拟茵陈五苓散加味：茵陈 30g，白术 9g，茯苓 9g，泽泻 4.5g，木香 9g，桂枝 4.5g，陈皮 6g，枳壳 6g，砂仁 4.5g。水煎温服，连进 6 剂，黄疸消退，水肿也消退大半，按上方随症以川楝子、神曲、鸡内金、大腹皮等宽中消胀，导滞化积加减出入，连进 60 余剂，臌胀基本消退，起居如常，睡食均可，最后以乙癸丸健脾滋肾养肝，常服收功，好转出院，随访数年，未再复发。

再如陈瑞春老师认为：五苓散证的病机在于"气不化水"。气化失司、水津不布，故见口渴；水液潴滞，则见小便不利；同样气化失司、水不化气，也可表现为尿多之症。因此，掌握了五苓散之病机为"气不化水"，在临床上便可灵活运用，治疗各种疾病。

《伤寒论》中五苓散方用以治疗外感后失治、误治而致小便不利、口渴者，但陈老在运用时认为：无论有无表证，凡符合"气化不利"之病机者均可运用。老师用于治疗老年性前列腺增生而致小便不利、点滴而下者，认为此种癃闭证，若只从活血化瘀施治，用诸如穿山甲、王不留行等类药物，于本病并无裨益，因为老年性前列腺肥大既是病理变化，也是生理的必然，岂能用活血攻破药根治，这也是不符合临床事实的，但从膀胱气化不利、肾虚不能布化来认识小便淋漓不通，是有道理的，因为老年人肾功能减退、气化功能失常、开合失司而小便不利。西医手术是根本治疗方法，但用中药也不失为有效之举，因其有增生之实体，故常用五苓散加赤芍、牛膝等活血化瘀，以渐消增生之实体。如治疗张某，男，75 岁，以夜尿频（7～8 次 / 夜）、点滴而下，前来就诊。B 超显示：前列腺肥大伴有慢性炎症。问诊得知小腹有时胀痛，小便点滴，大便 1～2 天 1 次，质软，舌淡红、有齿痕，苔白，脉微弦。给予五苓散加减：桂枝 10g，茯苓 10g，猪苓 10g，泽泻 10g，白术 10g，台乌 10g，香附 10g，牛膝 15g。3 剂后，小腹胀痛明显减轻，小便能自行排出，尿量增加。又服 5 剂，小便流畅。

从以上案例可以看出，五苓散为治疗"小便不利"之主方，也就相当于现代医学的很多疾病导致的尿少症状的常用方。比如泄泻、寒湿霍乱、水肿、黄疸，以及现代医学的脑积水、功能性尿潴留、梅尼埃病以及尿崩症等疾病，临床只要辨证以小便不利为主症者，用之效果皆很好。

 ## 读书破万卷，论气虚感冒

气虚感冒，为素体气虚之人易患，此种病人临床较为常见，多见于产后、大病后，或感冒时间较长、迁延不愈，或年老之人，或本身有慢性疾病者（如慢性支气管炎、心脏病等），复感外邪，邪不易解，临床表现为恶寒较重，或有轻微发热、热势不高、鼻塞流涕、头痛无汗、肢体困倦乏力、咳嗽咳痰无力；舌质淡，苔薄白，脉浮者。西医治疗此病，多以治疗原发疾病为主，而中医治疗此病，《中医内科学》中主张用参苏饮加减，或以玉屏风散治疗。

笔者临床治疗此病，或选经方柴胡桂枝汤、或用桂枝新加汤、或用时方中的补中益气汤加味治疗，取得较为满意的疗效。我们来看看以下的医案，可见一斑。

如陈瑞春治疗一妇人，年 40 岁左右，因感冒发热恶寒，既用解表药，又用清热药，并用西药消炎、抗感染，并延六七日。其主症恶寒发热，身痛不休，无汗或微汗热不退，体温 37.5 ～ 38.9℃，不欲饮食，口淡乏味，二便尚可，脉虚浮数，舌苔白润。投以柴胡 10g，桂枝 10g，党参 15g，法半夏 10g，黄芩 10g，白芍 10g，炙甘草 5g，生姜 3 片，大枣 3 枚。服 1 剂微汗出，热退，精神好，食纳增，头不痛。再剂一切恢复正常，后予补中益气汤 3 剂而痊愈。陈老谓本方：可以通治老年经常感冒、身痛不已，若再以本方合玉屏风散，有病可治，无病可防，实属保健良方。

气虚感冒，临床表现各异，有以发热恶寒为主者，有以咳嗽咳痰为主者，有以全身无力为主者，临床治疗疾病，应该抓住主症，辨证给药方不致误诊误治。如《伤寒论方医案选编》中记载，张某，女，30 岁，产后 3 天发热，体温 40.2℃，头痛，恶寒有汗，舌苔薄微腻。脉象浮小数。乃产后气阴两亏，风邪乘虚外袭，以致营卫不和。治当调和营卫，补虚退热。处方为：川桂枝 3g，杭白芍 10g，炙甘草 3g，生姜 1 片，大黑枣 4 枚，太子参 15g，嫩白薇 10g，香青蒿 5g，服 2 剂，体温降至正常，余症消失。

　　我觉得，治疗气虚感冒，教科书以参苏饮为主，此方临床若表现为以咳嗽、咳痰为主要临床表现者，用此方效果很好。若对于经常感冒者，用玉屏风散少量长期服用一段时间，取效颇佳。如《岳美中医案集》中说："我往年常以玉屏风散作汤用，大其量，治表虚自汗，3～5 剂后，即取得汗收的效验，但不日又复发，再服再效，再复发，似乎此方只有短效而无巩固的长效作用。后见我院蒲辅周老医师治疗这种病症，用散剂，每日服 9 克，坚持服到 1 个月，不独汗止，且疗效巩固，不再复发……且蒲老用本方，白术量每超过黄芪量。"，若临床以全身乏力为主要临床表现者，取补中益气汤加味治疗，效果也很好。现代有很多报道用本方治疗老年气虚感冒，取得较好疗效。如田淑霄教授治疗虚人感冒。曹某，女，25 岁。2008 年 3 月 26 日初诊。自诉经常感冒，今日又感冒，自觉发热、恶寒，有时寒热交替出现，鼻塞、流涕、背部发凉、食欲缺乏、经常失眠、腹泻，经期加重；舌淡，苔薄白，脉重按无力。治以补中益气汤加味：黄芪 10g，炒白术 10g，陈皮 8g，升麻 6g，柴胡 8g，党参 10g，当归身 10g，甘草 6g，紫苏叶 10g，荆芥 10g，板蓝根 20g，牛蒡子 10g，桔梗 10g，黄芩 8g。3 剂，水煎服。3 服之后诸症减，再服 3 剂而愈。患者平素体质较弱，脾胃中气禀赋不足、土不生金、肺气亦虚，卫表不固，"邪之所凑，其气必虚"，故而容易感受风寒之邪而发感冒。《素问》曰："清气在下则生飧泄"。此患者经常腹泻即为脾之清阳下陷所致，流涕则为浊阴上逆所生。背部发凉，脾胃元阳不足；恶寒发热，乃为风寒外束、肺卫气虚、邪正相搏而致。田淑霄认为凡见此种脉无力的虚人感冒皆可以用补中益气汤加味治疗，屡用屡效。

　　从以上案例我们不难发现，治疗疾病，不能执一方统治诸证，临床虽然辨证准确，但若只遵循教科书或一书上的方剂，不敢越雷池一步，这样即使辨证无误，但选方不准，临床效果亦不好。因此，临床医师学习他人经验，应该客观地看待问题，多思考、多实践，临床处方用药方可取得满意的疗效。正所谓："医之为道，非精不能明其理，非博不能致其约。"

第二讲　方药运用篇

　　中国有句古话："授人以鱼，不如授人以渔。"就是指没有直接给予物质，而是教授方法或某种信念。临床医师处方用药，必有思路，这个思路就是方法，这个方法就是我们常说的辨证论治。此篇以方药或疾病名为题，讲述了笔者十余年来在临床工作中的用药经验、用药思路。或得益于师长的指点，或受益于高人的点拨，或笔录于临床取效后的欣喜。每篇文章读来必有收获。

 柴胡桂枝汤，感冒之良方

　　柴胡桂枝汤出自于《伤寒论》，原文谓："伤寒六七日，发热，微恶寒，肢节烦痛，微呕，心下支结，外证未去者，柴胡桂枝汤主之。"

　　柴胡桂枝汤方：桂枝一两半（去皮），黄芩一两半，人参一两半，甘草一两（炙），半夏二合半洗，芍药一两半，大枣六枚（擘），生姜一两半（切），柴胡四两。上九味，以水七升，煮取三升，去渣。温服一升。

　　本方为小柴胡汤与桂枝汤剂量各半而组成，为调和营卫气血、和解表里之常用方，为太少表里双解之轻剂。原书用于邪入少阳而太阳证未罢的治疗。

笔者常用本方治疗感冒属于风寒型、气虚型均有较好的疗效。临床表现为鼻塞声重，喷嚏，流清涕，恶寒，不发热或发热不甚，无汗，周身酸痛，咳嗽痰白质稀；舌苔薄白，脉浮紧者。或素体气虚，复感外邪，邪不易解，而兼上述诸症者。笔者临床常加葛根 15～24g，效果更佳。

患者刘某，男，29 岁。主诉：恶寒、头痛、咽痛 1 天。病人于 1 天前因受凉后感恶寒，自觉不发热，测体温 37.8℃，伴头晕痛，咽痛，乏力，纳差，二便正常，腹无所苦。查体：咽部充血，舌苔薄白，脉浮紧。病人因不想输液治疗，要求喝中药，遂处上方柴胡 24g，黄芩 15g，半夏 15g，党参 15g，生姜 15g，大枣 10g，桂枝 15g，白芍 15g，葛根 15g，炙甘草 6g，防风 10g。水煎温服，每日 3 次。患者服药 2 剂，症状明显改善，唯有咽痛，嘱多饮水，遂停药而愈。

感冒临床较为常见，教科书上治疗本病，风寒型常选用荆防败毒散、气虚型用参苏饮治疗。科班出身的学者多遵此法治疗。而柴胡桂枝汤中，桂枝、白芍相须为用，解肌发汗、调和营卫；柴胡、黄芩疏邪透表、和解少阳；半夏和胃降逆、散结消痞；党参、生姜、大枣、炙甘草益胃气，生津液，和营卫，扶正以祛邪，更加葛根以解肌泄热。故用于风寒型、气虚型效果较好。笔者治疗感冒运用此方，得益于陈瑞春教授的经验，陈老认为：本方用于上呼吸道咳嗽、鼻塞流涕和轻微寒热等症，且病程较长、体气偏虚的患者；并伴有消化道症状，如恶心、胃脘痞满等症状，皆有较好疗效。治疗虚人外感可与补中益气汤媲美。本方还可以通治老年人经常感冒、身痛不已，若再以本方合玉屏风散，有病可治，无病可防，实属保健良方。此外，还可治疗风湿疼痛、关节肌肉酸痛，在南方春雨连绵之际，身体素质较差而兼有风湿

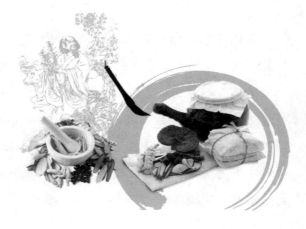

者，用本方调和营卫气血、透达风寒湿邪，加防风、秦艽、威灵仙祛风胜湿，功效尤卓。

自拟三合汤，外感发热方

发热是指体温异常升高为主，伴有恶寒、面赤、烦渴、脉数为主要临床表现的疾病。古人称之为"发热""寒热""壮热"等，正如经云："风寒客于人，使人毫毛毕直，皮肤闭而发热，当是之时，可汗而发也。""体若燔炭，汗出而散"。道出了发热的病因、病机和治疗原则。笔者在临床治疗此病，多以自拟的三合汤治疗，效果较好。其组方为：金银花 15g，连翘 15g，石膏 30g，知母 10g，柴胡 24g，黄芩 15g，甘草 10g，水煎温服，每日 3 ～ 5 次。本方功能：辛凉透表，清热解毒。

主治：发热，伴头晕头涨、口渴心烦喜冷饮、咽喉疼痛，或微恶风寒，有汗或无汗，或见咳嗽，或见两颊肿痛；舌质红，苔薄黄而干燥，脉浮数有力者。

本方为笔者临床经验总结而成，方取银翘散、小柴胡汤、白虎汤 3 方加减而成，故命名为三合汤。若加桑叶、菊花，其辛凉透表，清热解毒之功更增一筹，又名为四合汤。若咽痛加板蓝根、僵蚕、玄参、大力；咳加桑白皮、桔梗、瓜蒌；渴甚加竹叶、芦根。

验案举例：笔者开诊所时，一患儿，发热、头痛、头晕、全身无力，轻微咳嗽 2 天，伴食欲缺乏、口干。来我处诊治，查体：神志清，精神差，体温 39.3℃，双侧扁桃体肿大，舌苔黄，脉浮数。因家长要求输液治疗，遂给予青霉素等药物治疗 2 天，效果欠佳，患儿仍发热，精神较差，遂劝其服用中药治疗，并开上方加板蓝根 12g，1 剂。次日患儿家长来告知，小孩精神好转，未再发热，饮食能进，嘱续服 1 剂，病愈。

一青年女性，恶寒、发热 3 天，伴咽痛、头晕、肢楚，全身无力，曾在外诊所输液治疗 2 天，症状无明显缓解，遂来我处就诊，精神差，体温 38.7℃，并感纳差，舌苔薄黄，脉浮数。处方为：金银花 15g，连翘 15g，石膏 30g，知母 10g，柴胡 24g，黄芩 15g，葛根 24g，甘草 10g。上方开 2 剂，嘱病人吃 2 天，每天服药 4～5 次。2 天后复诊，病人精神较前明显好转，现无头晕、肢楚等症状，仍感纳差，遂予小柴胡汤加味治疗 2 剂而愈。

笔者用此方治疗外感发热之证，验证临床无数病症，效果很好。

 吴氏银翘散，辛凉平剂方

银翘散是遵照《黄帝内经》所说的："风淫于内，治以辛凉，佐以苦甘；热淫于内，治以咸寒，佐以甘苦"的论述所组成的。另外也根据喻嘉言芳香逐秽的理论，并采用李东垣辛凉苦甘法的清心凉膈散为基础，进行必要的加减而成。此方最早散见于叶天士的医案中，有方而无名，后由吴鞠通整理命名而成，今天看到的银翘散来源于《温病条辨》，方由银花、连翘、桔梗、牛蒡子、荆芥穗、薄荷、竹叶、淡豆豉、芦根、生甘草 10 味药组成，本方有辛凉透表、清热解毒之功用，可治疗温病初起、发热无汗，或有汗不畅、微恶风寒、头痛口渴、咳嗽咽痛；舌尖红，苔薄白或薄黄，脉浮数者。

笔者 1996 年师从于当地名老中医，当时之情况，对于治疗外感疾病，医家多以汤药治疗，因当时农村经济状况较差，病人亦多愿服用汤剂，而少以输液治疗，故对于治疗外感疾病有一定经验总结，其师治疗外感热病，多以银翘散加味治疗，现就我跟师至今对于运用银翘散的一点经验介绍如下。

1. 治疗感冒

患者崔某，男，33 岁。插秧季节患病。诉恶寒发热，头痛、全身关节疼痛 3 天，在家自服镇痛片后，症状可以缓解，但停药后再发，遂来就诊。查：

上述症状仍在，详细问之，有轻微恶寒、发热、出汗，伴口干，喜冷饮，纳差，乏力，头晕，小便短少；舌苔薄黄，舌质红，脉浮数，遂给予银翘散加味治疗。处方为：金银花18g，连翘18g，桔梗15g，牛蒡子15g，荆芥12g，薄荷12g，竹叶10g，豆豉12g，芦根18g，生甘草10g，藁本12g，川芎10g，威灵仙15g，秦艽15g。水煎温服，每天服药4次，病人服药2剂，诸症缓解。

对于感冒的治疗，笔者多以《中医内科学》为参考，而《中医内科学》辨证为风寒型、风热型、暑湿型、表里寒热型、气虚型、阳虚型、阴虚型、血虚型，每证必有一方，这样分类较细而杂、学习容易、用起来麻烦，且不易辨证，辨证稍有不准，效果不显。笔者觉得临床上以风寒型、风热型较为多见，一般风寒型或气虚型或阳虚型，我多选用柴胡桂枝汤加味治疗，风热型多以银翘散加味治疗。而对于暑湿感冒，记得跟师学习时，老师多以三仁汤合银翘散加减治疗，效果也很好。记得某年夏季，四川暑湿正盛，我村一青壮年，因头痛头晕5天就诊于我诊所，病人5天前因夜晚在屋外裸上身乘凉，次日出现头痛，呈持续性胀痛，伴头晕、全身关节酸痛、微恶寒、发热、口干不喜饮、小便黄、量少、纳差、乏力；舌苔黄腻，脉濡数。曾在家自服"安乃近、藿香正气水、氟哌酸"等药物治疗，症状无缓解，故来我处就诊。遂给予银翘散加味治疗。处方为：杏仁15g，白蔻仁10g，薏苡仁30g，金银花18g，连翘18g，桔梗15g，牛蒡子15g，荆芥12g，薄荷12g，竹叶10g，豆豉12g，芦根18g，生甘草10g，威灵仙15g，秦艽15g。2剂，病人服药4天，诸症缓解，继续服药2剂而愈。

我们当地一老中医，临床用小柴胡汤加味治疗诸多疾病，抬笔即以小柴胡汤加味，运用自如，疗效较好，当问及原因时，他说："临证贵在知常达变"。掌握辨证论治的一般规律，这就是"常"，掌握灵活变通的特殊规律，这就是"变"，两者不可偏废。

2. 治疗急性扁桃体炎

急性扁桃体炎中医学称为咽痛、喉痹、乳蛾，历代医家多以祛风或清热解毒治疗，效果很好。患者为一12岁男性青少年，发热、咽喉部疼痛4天就诊。

医方拾遗
一位基层中医师的临床经验

刻诊：发热，不恶寒，咽喉部疼痛，少许咳嗽，咳黄色黏液痰，伴纳差；舌苔黄，脉浮数。处方为：金银花15g，连翘15g，桔梗15g，牛蒡子12g，薄荷10g，芦根18g，生甘草5g，射干10g，豆根10g，马勃10g，板蓝根15g。病人服药1剂，症状明显缓解，继续上方2剂而愈。若以高热为主者，笔者多以三合汤加味治疗，效果很好。

3. 治疗水痘

2006年春夏之交，四川天气闷热，我所在的诊所就在学校旁，这是非典之后较为平静的初夏。学校一年级学生，年7岁，由老师带来看病，发热、精神差、诉头晕、鼻塞流涕、轻微咳嗽、纳差，查咽部有充血，扁桃体不肿大。心肺未见异常，面部、胸腹部见散在红色小丘疹，疹色红润，并可见小水疱，黄豆大小；舌苔薄黄，微腻，脉浮数，诊断为水痘，邪伤肺卫，遂给予银翘散加味治疗。处方为：金银花15g，连翘15g，桔梗6g，大力6g，荆芥6g，薄荷6g，豆豉6g，竹叶9g，芦根15g，滑石20g，黄芩6g，甘草6g。患儿服药1剂，热退，精神增加，再服药2剂，病基本痊愈。在患儿就诊后的几日里，学校一年级的30多名学生中，相继有16名学生同患此病。老师及学生家长很是着急，我也将此情况电话报告镇卫生院，院长再汇报教育系统后，指示给学生放假1周，后这10余名学生在我处就诊，多以银翘散加味治疗取效，其中有4名学生因发热持续不退、水疱抓破而致感染，经输液治疗后方愈。

此案之水痘，为"温邪上受，首先犯肺"之病机，其发病时间较短，起病较急，有发热，不恶寒，咳嗽等症。因肺在体合皮，其华在毛皮毛，故有丘疹、水疱，而舌苔薄黄，微腻，脉浮数，亦为一派温邪犯肺之症，故选银翘散加味治疗而取效。

用于治疗急性湿疮，或其他过敏性疾病初起，多效。一小儿，全身皮肤丘疹、瘙痒1周。患儿1周前无明显诱因出现全身皮肤丘疹，伴瘙痒，以四肢及躯干尤为明显，搔抓后出现红斑、渗出，他医曾给予口服"扑尔敏、维生素C、地塞米松"治疗，外涂无极膏，症状稍有缓解，但始终不能痊愈，后来我处就诊。查：舌苔薄黄，舌质红，脉浮数。遂处方为：金银花 12g，连翘 12g，桔梗 6g，牛蒡子 6g，荆芥 6g，薄荷 6g，竹叶 6g，生甘草 3g，地肤子 10g，白鲜皮 10g，赤芍 5g，蝉蜕 10g。患儿服药 3 剂，诸症得愈。皮肤瘙痒性疾病，初起多犯肺卫，而银翘散为手太阴肺经之专方，故取效颇佳。

浅谈咳嗽病，选方应辨证

在四川一带，老百姓有句话说：木匠怕格兜，医生怕咳嗽。此话道出了咳嗽一疾不易治疗，不好治疗。老百姓一生病多就诊于西医，而现代医学多以输抗生素加止咳药，以及各种化痰药，甚者用到"可待因"治疗，多取效。而抗生素的运用让当今医师不知所措，病家不知怨谁？叹哉！现就中医学治疗咳嗽的一些看法写于此。

咳嗽是外感、内伤疾病中常见的症状，是六淫外邪，侵袭肺系，或脏腑功能失调，伤及肺系，肺气不清，失于宣肃而成的疾病，它既是一个单独的疾病，又是其他疾病中的一个症状。古人有将咳与嗽分别言之，有声无痰谓之咳，即我们常说的干咳，有痰无声谓之嗽，有声有痰谓之咳嗽，但两者难以截然分开，且这种分法于临床意义也不大。清代名医程钟龄在《医学心悟》中说："肺体属金，譬如钟然，钟非叩不鸣，风、寒、暑、湿、燥、火，六淫之邪，自外击之则鸣，劳欲、情志、饮食、炙煿之火，自内攻之则亦鸣。"这里很是形象地道出了咳嗽之病因病机。

程钟龄在《医学心悟》一并指出："咳嗽者，肺寒也。肺主皮毛，寒邪侵袭皮毛，连及于肺，故令人咳。宜用止嗽散加荆芥、防风、紫苏子主之。"自程氏创立止嗽散后，风寒咳嗽多遵此方治疗，取效颇佳。如现代医家用于临床的三拗汤与止嗽散合用，名为麻杏止嗽散。笔者于此方常加金沸草 15g，其效果更好。正如程氏云："余制此药普送，只前七味，服者多效"，可知此方对于治疗风寒咳嗽，效果很好。

患者向某，女，33 岁。咳嗽咽痒 5 天就诊。咳白色黏液痰，伴气急。初起有鼻塞流涕，自服"感冒药"后缓解，现唯有咳嗽而来诊。查舌苔薄白，脉浮。处方为：麻黄 10g，杏仁 12g，桔梗 15g，紫菀 15g，百部 15g，陈皮 12g，荆芥 10g，白前 15g，金沸草 15g，甘草 10g，僵蚕 12g，蝉蜕 10g。病人服药 1 剂，症状好转，共服药 3 剂病愈。

记得笔者跟师时，老师对于此证型常以小青龙汤加味治疗，取效颇佳，现将其处方录于此供大家参考。麻黄 12g，桂枝 12g，干姜 6g，白芍 15g，细辛 6g，半夏 15g，五味子 12g，制南星 12g，百部 15g，紫菀 15g，陈皮 15g，桔梗 15g，杏仁 15g，甘草 10g。笔者觉得此方用于治疗素有痰饮而外感风寒之邪者效果较好，即现代医学的慢性支气管炎、支气管哮喘等疾病所致咳嗽。当然有是证，用是药，决不能以现代医学之病名而套用中医之方，那样即使有效也是偶然。

对于小青龙汤的临床运用，笔者在此借用刘渡舟教授之经验，录于此，供同仁参考。

第一，辨水气：寒饮为阴邪，易伤阳气，胸中阳气不温，使荣卫行涩，不能上华于面，患者见面色黧黑，称为水色；或见两目周围有黑圈环绕，称为"水环"；或见头额、鼻柱、两颊、下巴的皮里肉外之处出现黑斑，称为"水斑"。

第二，辨咳嗽：可见几种情况，或咳重而喘轻，或喘重而咳轻，或咳喘并重，甚则倚息不能平卧，每至夜晚加重。

第三，辨痰涎：肺寒金冷，阳虚津凝，成痰为饮，其痰涎色白质稀，或形如泡沫，落地为水；或吐痰为蛋清状，触色觉凉。

第四，辨舌象：肺寒气冷，水饮凝滞不化，故舌苔多见水滑，舌质一般变化不大，但若阳气受损时，则可见舌质淡嫩，舌体胖大。

第五，辨脉象：寒饮之邪，其脉多见弦象，因弦主饮病；如果是表寒里饮，则脉多为浮弦或见浮紧；若病久日深、寒饮内伏，其脉多见沉。

第六，辨兼证：水饮内停，往往随气机运行而变动不居，出现许多兼证，如水寒阻气，则兼噎；水寒犯肺，则兼呕；水寒滞下，则兼小便不利，水寒流溢四肢，则兼肿；若外寒不解，太阳气郁，则兼发热、头痛等症。

以上 6 个辨证环节，是正确使用小青龙汤的客观指标，但 6 个环节，不必悉具，符合其中 1 ～ 2 个环节者，即可使用本方。且刘老常于本方加茯苓、杏仁、射干等药，以增强疗效。

苏陈九宝汤，此方我是在《蒲辅周医疗经验》一书看到的，组方为：桑白皮、大腹皮、陈皮、麻黄、杏仁、紫苏叶、薄荷、甘草、桂枝、乌梅、生姜。蒲老认为此方为治疗风寒入肺而致咳嗽的通用方。我的一同事来自青海，曾跟师于陆老，谈及此方的运用，说陆长青教授将此方用得活灵活现、出神入化，不管寒、热皆以此方加味治疗，临床多去薄荷、桂枝、生姜、乌梅，或加桔梗、前胡、大贝母、白前、金沸草治疗风寒咳嗽，或加鱼腥草、黄芩、桑叶、桔梗治疗风热咳嗽，喘甚加葶苈子，风热甚加银翘、桑菊之属，效果甚好。

自清代吴鞠通创《温病条辨》后，给后人治疗咳嗽的思路、方法又是别具一格，真乃锦上添花。吴氏创立了治疗风热咳嗽的名方桑菊饮，本方组方为：桑叶 15g，菊花 15g，桔梗 15g，杏仁 12g，连翘 15g，薄荷 9g，芦根 15g，甘草 10g。用于风邪侵袭手太阴肺经，症见咳嗽，发热较轻，口微渴，用此方治疗。笔者用此方常加前胡 15g，枇杷叶 15g，浙贝母 12g。热甚加黄芩、石膏用于治疗风热咳嗽效佳。此方之辨证要点为：①咳嗽较为剧烈，咳嗽较甚时有出汗；②多有声音嘶哑，咽喉干燥疼痛；③咳痰为黏液黄痰，痰不多，不易咳出；④多有外感风热表证，如鼻塞流黄色鼻涕，身热，口渴，头痛肢楚；⑤舌苔常为薄黄，舌苔少津，脉浮数或浮滑，咽喉部多见充血。吴氏订立此方的用意主要是避免运用辛温之剂治疗风温咳嗽，本方之所以用桑叶、菊花为主药，桑叶气味芳香，有细毛，横纹络脉较多，其形似肺，所以能走肺络而宣肺气；菊花晚开于秋季，气芳香而味甘，能补肺金与肾水；其他杏仁、桔梗苦辛以宣肺气；连翘、薄荷、苇根、甘草苦辛甘凉以散风、泄热、生津。综合诸药，本方为辛散风热、宣降肺气、生津养液的作用，故适用于风热犯肺所致咳嗽诸症。

对于治疗秋季燥咳，在我们川北一带民间，老百姓常用冰糖与川贝母、梨子熬水服用，效果很好。这里取冰糖、梨子，可能也源于吴鞠通的经验。记得学习《中药学》的时候，老师说：世间万物中，总有一物能降另一物，如梨子生长于夏秋之季，故其物多能制约夏秋季的温燥之邪，还有西瓜、黄瓜等夏秋季节的药食产物，多能克制其夏秋之气，更有高寒地带的虫草、雪莲花等，多能驱寒亦是此理。古人还认为在深山之中，若被蛇伤，那么三步之内必有蛇药也是此理。当然此说似乎有点牵强。吴氏治疗燥邪伤于手太阴肺经的秋燥证，创立了桑杏汤，并谈到凉燥之气，侵犯肺胃本脏，症见微有头痛、怕风怕冷、咳嗽稀痰、鼻腔阻塞、咽喉窒塞，脉象弦，汗不出者，用杏苏散治疗，桑杏汤用于治疗温燥咳嗽，杏苏散用于治疗凉燥咳嗽。记得某年秋季在老家行医时，我们乡一干部患咳嗽半月来就诊，诉曾服用较多中、西药而无效，偶来我村而就诊于笔者处。刻诊：咳嗽，以干咳为主，伴咽痒喉干；舌苔薄黄，舌上少津，脉浮数。处方为：桑叶15g，杏仁12g，沙参15g，栀子12g，豆豉12g，浙贝母12g，枇杷叶15g，黄芩10g，自加梨皮1个。嘱服药2剂，患者服药后诉咳嗽症状明显好转，后再服药2剂而愈。

而对于暑湿咳嗽，后世医家对此未做相关论述，吴氏应该是开此先河，他在《温病条辨》论及：暑湿之邪侵犯手太阴肺经，而见干咳无痰、咳声清亮而高亢的，此为暑湿未尽而肺阴受伤，吴氏这里用了清络饮加甘桔甜杏仁麦冬方，暑湿之邪侵犯手太阴肺经和足太阴脾经，而致咳声重浊不清、痰多、口渴不多饮，此为痰湿之邪在两太阴经而致，用小半夏加茯苓汤加厚朴杏仁方，还论及暑湿之邪伏于肺经所致的肺疟咳嗽，用杏仁汤治疗，吴氏谈及此三方，亦不失为治疗湿邪为犯所致咳嗽的较好方法。现代医家多以二陈汤加味治疗，我个人认为焦树德先生的麻杏二三汤、陈瑞春先生的小柴胡汤合二陈汤，其组方与临床思路很好，临床效果亦很好，若为痰热为犯所致咳嗽，以小柴胡汤合小陷胸汤加味治疗效果较好，当然还有桑白皮汤亦是一个很好的方子。

《素问·咳论》云："五脏六腑皆令人咳，非独肺也。"可知，咳嗽有心咳、胃咳、肝咳等，而肝咳较为多见，就是临床常见的肝火犯肺所致咳嗽，症见咳嗽、面赤、咽干口苦、痰少不易咳出，伴情绪易于激动、胸胁胀痛；舌苔薄黄少津，舌质红，脉弦数。此证型我临床常遇到，以体型较瘦的人易于患，临床常以《中医内科学》中的黛蛤散合黄芩泻白散加味治疗，常加山栀、牡丹皮、桑叶、枇杷叶、川贝母，效果较好。

吴氏云："燥热灼伤肺胃阴液，或身热不退，或干咳少痰者，用沙参麦冬汤治疗。"吴氏将生脉饮之人参更为沙参，用于气阴亏耗所致咳嗽，为后世医家所常用。而百合固金汤为笔者所常用，此方由生地黄、熟地黄、麦冬、百合、白芍、当归、贝母、玄参、桔梗、甘草组成，其功养阴润肺、化痰止咳，用于治疗咳痰带血、咽喉燥痛、手足心热、骨蒸盗汗、舌红少苔，脉细数者。我村一村民，男，40岁，诉咳嗽，痰中有少许血丝1个月，近1个月来无明显诱因出现咳嗽，咳少许白色黏液痰，痰中有血丝混杂，伴有体重下降，盗汗，乏力，下午手心烦热；舌上少苔，脉细，我考虑为肺结核，建议患者去医院拍X线胸片明确诊断，病人不愿检查，要求开药治疗，遂处方为：生地黄、熟地黄各20g，麦冬20g，百合20g，赤芍15g，当归15g，浙贝母9g，玄参15g，桔梗15g，鳖甲15g，沙参20g，茜草15g，甘草10g。5剂，患者服药10天后复诊，诉症状明显改善，嘱继续服用上方20余天，症状消失。仍建议患者拍X线胸片检查，半年后偶查X线胸片，未见结核灶。

冬花冰糖饮治疗小儿哮喘、咳嗽效果很好。笔者用款冬花10g，冰糖10～20粒，用滚开水泡饮，每日1剂，如茶饮用。款冬花，温能散寒，润肺消痰，治咳逆气喘，方书谓寒热虚实均可用；冰糖为甘蔗结晶，成糖则温，上可以清金消渴，中可以和胃补脾，消痰润燥。服用之后，使肺润痰消、脾健胃和、体质渐充而祛寒，虽有伤风，可以抵御，不致引起续发。冬花冰糖饮见于清朝医书《种福堂公选良方》（清叶桂原着、华岫云编）："如能治小儿咳嗽，并大人咳嗽屡验方：款冬花（三钱），晶糖（五钱），将二味放茶壶内，泡汤当茶吃，自然渐愈。"笔者第一次见到此方是在《新中医》杂志上，后用于临床效果特别好，尤以小儿效果更好，因儿童多不愿服用汤药，此方味甜无怪味，故易于接受。

以上为我个人多年来治疗咳嗽之疾的经验与体会，其方多遵《伤寒论》《温病条辨》《医学心悟》，其法多遵《中医内科学》之辨证而施治，临床每多取效，故记录于此，与诸君同仁共享。

 ## 从辨证论治，再谈咳嗽方

病人王某，男，42岁。因咳嗽咳痰半月来我处就诊，病人半月前因受凉后出现咳嗽，咳少许白色黏液痰，伴鼻塞流清涕，余无所苦。病人自服"阿奇霉素分散片、甘草片"治疗，症状无明显缓解。来就诊时仍有咳嗽，咳少量黄色黏液痰，不易咳出，咳甚时有少许出汗，伴口干。查舌苔薄黄，舌质红，脉浮滑。当时笔者正学习青海中医学院陆长清教授的经验，陆老喜用苏陈九宝汤加味治疗咳嗽，临床效果很好，遂处方为：桑白皮15g，大腹皮10g，陈皮10g，麻黄10g，杏仁10g，紫苏子10g，桔梗15g，大贝母10g，桑叶15g，菊花15g，薄荷10g，芦根15g，前胡15g，甘草6g，病人服上方3剂，症状无好转。细思，这个病人很明显是《中医内科学》中的风热咳嗽，用上方却无效，此处辨证准确，选方却有误，遂给予桑菊饮加味治疗。处方为：桑叶15g，菊花15g，桔梗15g，连翘15g，杏仁10g，薄荷10g，芦根20g，前胡15g，浙贝母10g，枇杷叶15g，大力15g，僵蚕15g，甘草6g。水煎温服，每日3次。嘱病人再服药3剂，5天后病人复诊，咳嗽症状好转。现仍偶有咳嗽，以夜间为主，余无不适，前方见效，遂再予上方2剂，病愈。

我第一次看到苏陈九宝汤，是在《蒲辅周医疗经验》一书中，方为：桑白皮、大腹皮、陈皮、麻黄、杏仁、紫苏叶、薄荷、甘草、桂枝、乌梅、生姜。原书云风寒入肺而致喘嗽的通用方。后陆老用此方，去薄荷、桂枝、生姜、乌梅，或加桔梗、前胡、大贝母、白前、金沸草治疗风寒咳嗽，或加鱼腥草、黄芩、桑叶、桔梗治疗风热咳嗽；喘甚加葶苈子；风热甚加银翘、桑菊之属，效果较好。笔者觉得，第一次之所以失败，是因为大腹皮、陈皮、麻黄皆为辛温之品，而用于风热咳嗽，正是"抱薪救火"，适得其反，后取桑菊饮加入枇杷叶、大力、僵蚕，宣肺利咽止咳，故而取效。更说明了一点，学习前人的经验，应"师其法而不泥其方"。

还有 1 个病例，病人为一同事的丈夫，年 30 岁。半年前因车祸导致左侧肋骨骨折（骨折 6 根，具体不详），局部肺挫伤，经手术治疗后出院。出院后病人经常出现咳嗽，以干咳为主，并有胸部 8～9 肋骨疼痛，稍微活动即感喘息，余无所苦，经服用西药治疗，症状无好转。闻及我擅中医治病，遂来诊治。来诊时症状同前，察舌苔薄黄，脉弦。对于这个病，笔者临床第一次遇到。教科书上说咳嗽分内伤、外感，外感多由风寒、风热、燥邪所致，内伤多由痰湿阻肺、痰热郁肺、肝火犯肺、肺阴亏耗这几种证型所致，对于目前这个病，从来没有接触到的，是不是就没有方法了呢？不是，那我们应该怎样运用中医学的理论治疗呢？笔者首先想到的是外伤导致诸症。外伤后多瘀，细思，治瘀者，非王清任之逐瘀汤所能及，治咳嗽，止嗽散最宜，遂以上二方加味治疗。处方为：生地黄 15g，当归 15g，赤芍 15g，川芎 12g，桃仁 10g，红花 10g，桔梗 15g，枳壳 15g，柴胡 10g，紫菀 15g，百部 15g，款冬花 15g，瓜壳 15g，甘草 6g。嘱病人服药 3 剂（6 天），病人服药后诉咳嗽、喘息症状稍有缓解，余症同前。上方见效，遂以上方去瓜壳加川贝母 10g，继续服药 8 剂，诸症消失，半年之疾从此而愈。

唐容川在《血证论·咳嗽》中说："有咳嗽侧卧边，翻身则咳益甚者，……宜血府逐瘀汤加杏仁、五味子主之。侧卧左边者，以左边有瘀血，故不得右卧也，右卧则瘀血翻动、益加壅塞，宜加青皮、鳖甲、莪术，以去左边之瘀血。侧卧右边者，以右边有瘀血，故不得左卧也，宜加郁金、桑皮、姜黄，以去右边之瘀血。凡此瘀血咳嗽之证。"

《医学入门·卷五》谈到："瘀血咳，则喉间常有腥气。轻者，泻白散加生地黄、山栀、牡丹皮、麦冬、桔梗；重者，桃仁、大黄、姜汁为丸服。或因打损劳役伤肺，遇风寒则咳，或见血紫黑色者，四物汤去芎加大黄、苏木为末，酒调服，利去心肺间瘀血即止，后服人参养荣汤调理。肺胀满，即痰与瘀血碍气，所以动则喘急，或左或右，眠一边不得者是，四物汤加桃仁、诃子、青皮、竹沥、姜汁。"

关幼波也说："治痰要活血，活血则痰化。"这里谈了瘀血咳嗽的证治，多以血府逐瘀汤或四物汤加味治疗，于后世有所启迪。

笔者细思，此患者咳嗽之病因为瘀血，辨证应该为瘀血咳嗽，其病机为外伤致瘀，或久病之人痰湿阻滞，或气血亏虚所致，或津液亏虚而致瘀，瘀血阻于肺络，肺气失于宣肃，而致咳嗽诸症。治疗以活血化瘀、宣肺化痰为其治，选方可用血府逐瘀汤合止嗽散加味治疗。

笔者临床观察，很多老年慢性支气管炎患者，长期咳嗽，治疗中除抗感染之外，多用抗凝血药或加用中药活血化瘀之品治疗，收效更佳。按现代医学研究，由于缺氧及呼吸性酸中毒引起肺小动脉痉挛收缩，并且缺氧、酸中毒和感染等因素引起红细胞及血小板聚集性增加，慢性缺氧还引起肾促红细胞生成素分泌增加，继发性红细胞增多，全血黏度及血容量增加。临床应用抗凝血药或中药活血化瘀药以解除肺动脉痉挛，降低血黏滞性，改善肺循环，有利于改善病情，缓解疾病症状。这就是西医的运用道理所在。

 银黄桔梗汤，干咳是妙方

银黄桔梗汤为笔者之经验方。组方为：金银花15g，黄芩10g，桔梗15g，甘草20g，瓜壳15g，蝉蜕10g。此方为清热宣肺、止咳化痰之方，临床用于治疗表证初起，邪犯肺卫，而致干咳痰少、咽痒；舌苔薄黄，脉浮数等症。方中取金银花、黄芩、蝉蜕清宣肺热；桔梗、甘草、瓜壳宣肺化痰止咳。诸药合用，咳嗽咽痒可愈。临床或加大力、浙贝母、胖大海以利咽止咳化痰；或加枇杷叶、桑白皮以清肺止咳化痰；若津伤者，多与桑杏汤合用。

忆及 1996 年农历二月，崔某，男，我村村民。患者诉干咳 5 天，并感咽痒，痒则咳嗽，咳甚时，面红唇紫，余无所苦，来我处就诊，建议患者服用中药治疗，病人嫌煎药麻烦，要求开西药。查咽部充血，双肺听诊未见异常，于是给予"红霉素、咳必清、蛇胆川贝液"治疗 3 天，症状无一点缓解，再次来诊，劝其服用中药治疗，病人同意。查：舌苔薄黄，舌上少津，舌质红，脉浮数，咽部充血。给予处方为：金银花 15g，蝉蜕 10g，黄芩 10g，瓜壳 15g，桔梗 15g，甘草 20g，枇杷叶 15g，桑白皮 15g。病人服药 1 剂，症状减半，继续服药 2 剂而愈。

心悸临床多，辨证要准确

心悸这个病临床较为常见，是由气血阴阳亏虚，或痰饮瘀血阻滞、心失所养、心脉不畅，引起心中急剧跳动不能自主的一种病症。多见于现代医学的心律失常。病人多选西医治疗，因此，对于治疗此病的临床案例，以及经验的总结就很局限。笔者于临床经常遇到这个病，仅部分病人给予用中医药治疗，也取得较为满意的疗效，现就个人治疗此病的点滴经验笔录于此，分享于同仁。

1. 参芪桂甘龙牡汤

［组方］党参 15g，黄芪 30g，龙骨 30g，牡蛎 30g，桂枝 15g，炙甘草 10g。
［功能］益气温阳，潜镇安神。

[主治] 心气、心阳虚者，表现为心悸、胸闷、气短不足以息，动则尤甚，伴头晕、面色苍白，形寒肢冷；舌淡苔白，脉沉细无力。笔者在运用此方时再加入西洋参12g，更增强其益气之功，若汗多者加山茱萸30g，以增强疗效。

读《伤寒论》原文谓："发汗过多，其人叉手自冒心，心下悸，欲得按者，桂枝甘草汤主之。""火逆下之，因烧针烦躁者，桂枝甘草龙骨牡蛎汤主之"。心位居胸中，汗为心液，发汗过多，则心阳随汗液外泄，导致心阳虚。心脏失去阳气温煦，故心悸动不安。虚则喜按，故其人叉手自冒心，以求稍安，而烧针后导致心阳虚损较甚，而致心神浮越、躁动肢体，引起烦躁等症状。临床除上述症状外，更有胸闷、气短、乏力等症状。笔者于本方加党参、黄芪，以增强益气之功。并以方名为参芪桂甘龙牡汤。

笔者开诊所时曾遇一老年男性，诉心慌、胸闷、气短不足以息，说话及活动后尤为明显，伴头晕等症状。病人曾输液（黄芪注射液、香丹注射液）治疗，症状无明显改善。求治于笔者。给予党参15g，黄芪30g，龙骨30g，牡蛎30g，桂枝15g，炙甘草10g。1剂症状好转，再服症状若失。次年又发作，再服而缓解。后笔者常用本方治疗该证型，效果很好。

2.加味参麦饮

[组方] 红参12g，黄芪30g，麦冬15g，五味子12g，龙骨30g，牡蛎30g。本方为参麦饮加黄芪、龙骨、牡蛎而成。本方与参芪桂甘龙牡汤一阴一阳，相互对应。

[功能] 为益气生津，敛阴止汗。

[主治] 临床用于治疗表现为心悸、胸闷、气短不足以息，动则尤甚，伴头晕、体倦乏力、口干；舌质淡红少津，脉细数者。

方中取参芪补气；取麦冬清气；取五味子、龙骨、牡蛎以敛肺气。正如吴昆说：一补、一清、一敛，养气之道备矣。

记得跟师学习时，遇夏季，老师多以红参3g，麦冬3g，五味子3g，加冰糖少许，用滚开水冲泡代茶饮，对于夏季中暑，出汗过多导致的头晕、乏力、口干等症状有很好的预防和治疗作用。现代厂家将此方加工成参麦口服液，服用较为方便，但临床疗效略差。

3. 十三味温胆汤

[组方] 半夏 15g，茯苓 15g，陈皮 10g，枳实 10g，竹茹 15g，黄连 6g，远志 6g，龙骨 30g，牡蛎 30g，炒酸枣仁 20g，石菖蒲 15g，首乌藤 30g，炙甘草 6g。

[功能与主治] 本方为和胃清热、化痰安神之剂，为治疗痰热内扰、胃失和降所致失眠，或胆虚不寐。症见失眠、眩晕、惊悸、胸闷、口苦，苔腻，脉滑数等症状。本方以温胆汤加黄连清热化痰为主；辅以远志、酸枣仁、首乌藤、龙骨、牡蛎以祛痰安神、平肝潜阳；石菖蒲化浊逐痰。诸药合用，共奏和胃清热、化痰安神之功。

曾治疗一住院病人，男性，52 岁。诉间断心慌、胸闷、气短 3 年，加重半个月。病人近 3 年来常在活动后或进入高海拔地区后出现心慌胸闷气短，伴有头痛、头晕等症状，曾在外院治疗，诊断为"高原性心脏病"，间断服用"丹参滴丸、地奥心血康"等药物治疗，病情较为平稳。半个月前上述症状较前加重，并伴双下肢水肿，遂收住院治疗。入院后我科给予口服西药"呋塞米、螺内酯"，以及输注抗生素、舒血宁等药物治疗，水肿症状明显缓解，但仍感活动后心慌、胸闷、气短，伴有夜间睡眠差等症状，遂给予中药治疗。

刻诊：心慌、胸闷、气短，动则为甚，轻微腹胀，伴有失眠、头晕等症状。查：口唇发绀，舌苔黄白相兼，微腻，舌质紫黯，脉沉滑。处方为：半夏 15g，茯苓 15g，陈皮 10g，枳实 10g，竹茹 15g，黄连 6g，远志 6g，龙骨 30g，牡蛎 30g，炒酸枣仁 20g，石菖蒲 15g，首乌藤 30g，炙甘草 6g，丹参 20g，木香 9g，郁金 12g。5 剂。病人服药后症状较前缓解，夜间睡眠明显好转。上方见效，继续投以上方 10 剂，服完已无不适症状，病人好转出院，近期疗效较好。

当然，治疗心悸，这几个方剂是远远不够的，或取归脾汤治疗心脾两虚之心悸，或取苓桂术甘汤治疗水饮凌心之心悸，或取炙甘草汤治疗气阴两虚之心悸等。临床应辨证施治，而不能只记某方能治某病，而按图索骥，这样往往不能收到预期疗效。正如：清代曹存心在《琉球百问》中说"凡临证，须审病人情状，酌配方药。但记每方治某病便非"。

 ## 中风偏瘫方，临床多一汤

这个方子是笔者在成都帮老师坐诊时，一位患者的家属拿此方子来抓药，说是农村一老中医开的，治疗他父亲的卒中后遗症很有效。开始我没有在意，后患者家属连续来抓药 3～4 次，每次抓 3 剂，我才注意这个方子，并将其抄了下来。详细问及患者情况，他告诉我，他父亲于去年（半年前）冬季中风，当时医院诊断为脑梗死，给予住院治疗近 1 个月出院，出院后一直感左侧肢体无力，走路时需要人扶持，并伴左侧肢体疼痛，怕冷，尤以夜间为主。吃这个药后（大概 1 个月），疼痛缓解，肢体有力，能自己行走。

以前笔者临床上经常遇到中风后偏瘫患者，用补阳还五汤或镇肝熄风汤，或涤痰汤加减治疗，也多取效，但对于肢体疼痛治疗总不能收到较好疗效，今得此方，给临床多一条思路，治疗多一法尔。遂将此方笔录于此，并谈谈个人对此方的运用。

[处方] 羌活 20g，独活 20g，秦艽 20g，木通 30g，鸡血藤 30g，当归 20g，木瓜 30g，怀牛膝 20g，薏苡仁 50g，大枣 50g，枸杞子 50g。水煎温服，每日 3 次。

[功能] 祛风湿，益肝肾，补气血

[主治] 偏瘫，肢体疼痛、无力者效佳。

笔者用此方，以路路通易木通，效果不减。近日曾治疗从我院出院后的 1 例患者，病人因脑出血（小灶性）在我科治疗，病人因经济拮据而出院，出院时病人仍有偏瘫、言语謇涩、口角歪斜等症状。在我院门诊输液治疗，门诊医师给予输"甘露醇、能量合剂"等药物治疗3天，症状无缓解。适遇我坐门诊，建议服用中药治疗，病人及家属同意。遂给予"大活络丸"口服，每天3次，每次1丸，并针灸7天，以观疗效，嘱病人服药后在住院部找我。大概10天后病人来了，说服用上药及针灸后稍有缓解，但效果不大。遂给予汤药治疗，停针灸。

刻诊：右侧肢体无力，能走路，爬楼梯时很费劲，并感怕冷、疼痛，以夜间疼痛为主，言语稍有不清楚，口角、舌歪斜。舌苔白，微腻，舌质淡红，脉沉弦而滑。遂处方为：羌活20g，独活20g，秦艽20g，路路通20g，鸡血藤30g，当归20g，木瓜30g，怀牛膝20g，薏苡仁50g，大枣50g，枸杞子50g，黄芪50g，桂枝15g，伸筋草30g。嘱服药5剂，以观疗效。病人服上方10天后复诊，诉疼痛、怕冷症状明显缓解，但仍感右侧肢体无力，嘱继续服用上方，病人共服药2个月余，诸症若失。

本方取羌活、独活、秦艽、木瓜、路路通、薏苡仁祛风除湿，通络止痛；用鸡血藤、当归、大枣养血和血；重用枸杞子以补益肝肾。诸药合用，经络之湿邪得出、气血得养、肝肾得补，故而取效。

再看另一个方剂，桑枝酒。其组方为：炒桑枝100g，当归60g，菊花60g，五加皮60g，苍术30g，地龙30g，首乌藤30g，川牛膝25g，丝瓜络15g，木瓜12g，木通10g，炮附片10g，黄酒5000ml，密封浸泡10天后，将药渣取出，焙干研为细末，装入胶囊，每粒0.3g，每次3粒，每天3次，用桑枝酒15～20ml送服，2个月为1个疗程，以微微呈醉为度。上半身瘫痪者饭后服，下半身瘫痪者饭前服。本方为郑卓人所创，效果很好。

笔者于去年春节回老家时，一老年病人，男性，年60岁。自半年前因中风后感左侧肢体发麻、无力，行走困难，需拐杖勉强能行走，轻微言语謇涩、口舌略歪斜。问及发病及治疗情况，老人说自从半年前中风后，服了不少药，效果不好，今听说我回家，特来看我，并请我为其诊治。说着老人从衣兜里拿出一沓处方来，翻开一看，有补阳还五汤加味者，有镇肝熄风汤加味者，有温胆汤加味者，但服药后，收效甚微。想来应用以上方剂应该有效，为何乏效呢？最后老人说，总觉得左侧肢体冰凉。查其色苔为白，微腻，脉沉细。现老人服用降压药控制血压。结合老人目前色、脉及症状，笔者给予上方治疗，嘱其服药2个月，以观疗效。1个月后，笔者接到老人的电话，他很兴奋地告诉我，服药快2个月了，现左侧肢体不发麻，感觉有力，不需拐杖了，左侧肢体温度较前好转。我听了也很高兴，能为患者解除痛苦是为医者的最大的愿望，能听到患者说"好"是最大的欣慰。

《素问·刺节真邪》说："虚邪偏客于身半，其入深，内居营卫，营卫稍衰，则真气去，邪气独留，发为偏枯。"后世称为中风者即是此病，治疗多以养血祛风、通经活络为主，本方取桑枝、五加皮、苍术、木瓜、牛膝、丝瓜络、木通、地龙、附片、菊花以祛风、散寒、利湿、通络；取当归养血活血，首乌藤通络祛风，更兼黄酒温通经络，故能收到良好的效果。当然，本方非为所有中风而设，但也为治疗本病找到又一方法也。

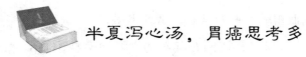

半夏泻心汤，胃癌思考多

几年前，笔者在老家行医时，遇一中年男性病人，由家属搀扶入诊所。家属诉1个月前无诱因出现消瘦、体重下降，胃脘部不适，食欲缺乏，在川北医学院确诊为胃癌，建议手术治疗，因经济原因未手术，曾服用中药、西药治疗无数，效果欠佳，今来笔者处就诊（也只是抱着试一试的态度）。现症状：纳差腹胀、胃脘疼痛，以餐后尤为明显，伴嗳气、反酸、恶心、便溏，每日2～3次，腹中雷鸣，自觉乏力，观体型消瘦，需人扶持。察舌苔薄黄、微腻，边有齿痕，脉弦。说实在的，对于胃癌这一病名，患者闻之色变，而为医者也谈"癌"色变，心中没底。现患者就坐在对面等你处方用药，只有硬着头皮开方了。细思良久，先抛开胃癌这个病名，而以目前症状为主。记得《金匮要略》云：呕而肠鸣、心下痞满用半夏泻心汤，再忆及《陈瑞春论伤寒》一书中对半夏泻心汤的应用很为全面而翔实，对于此方运用于消化系统疾病有很深的论述，遂给予半夏泻心汤加味治疗。

处方：半夏 15g，黄连 9g，黄芩 12g，干姜 10g，党参 15g，木香 10g，枳壳 10g，厚朴 10g，陈皮 10g，炙甘草 6g，大枣 5 枚。上药浓煎取汁，每日 3 次，嘱服药 3 剂，以观疗效。病人家属临走时跟我说，田医师，你这么一点药能管用吗？我在其他地方开的药好大一包呢？我说先吃吃吧。

1 周后患者再次就诊，诉症状明显好转，遂以上方加减治疗月余，诸症若失，病人饮食能进、精神倍增，且体重增加。次年病人女儿从外地回来，给患者行手术治疗，术后半年，病人死亡，具体原因不明确。

然纵观现代医学有了肿瘤这个名词后，实验室里就多了很多中草药进行实验室观察、研究、实验，结果得出一些抗肿瘤的中草药的结论，我不知道这些中草药为治疗癌症做出了多大的贡献，作为一名中医学子，我不是怀疑中药治疗癌症的效果，而是疑惑用实验室研究的结果来治疗临床多变的癌症，这有效吗？用中药而舍弃中医学理论，那是绝对不可取的。因此，我觉得治疗一种疾病，决不能用现代医学的名词来套中药。这里引用陈瑞春教授的一段文字，"不少'肿瘤专家'凡遇上肿瘤，不分青红皂白，一概以大剂清热解毒、活血化瘀、软坚散结去'以毒攻毒'。一张药方中可用三四十味药，药量之大，使人望药兴叹！病人脾胃功能遭受荡涤，米水难下，病情急剧加重，肿瘤非但没治好，身体无法承受，全身衰竭的症状无法挽救，这实在是不可取。在此，大声疾呼，同仁诸君，应尊重疾病的客观规律，更应扬中医之长，辨证用药，真正使中药在肿瘤治疗过程中，发挥其应有的积极作用"。

治疗胃癌这种疑难杂症，我们年轻医师遇到得少，治疗上就更没有机会了，似乎我在这里没有理由发言了，但经治疗这个病人后，给我印象很深，至今这个医案清晰可忆，其原因是行医 10 余年，能用中医药为一癌症患者改善症状，对自己是一种鼓励，同时在目前运用中医药治疗癌症这种疾病上，也有很深的启迪。

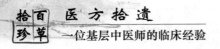
 半夏泻心汤，临床运用广

半夏泻心汤为《伤寒论》方，由半夏、黄芩、黄连、干姜、人参、炙甘草、大枣等 7 味药组成。其方药味简练、组方严谨，为临床常用之方，笔者常用此方加味治疗肝胆脾胃疾病，收到较好的疗效，现就个人运用此方的一点经验交流于同道。

《伤寒论》149 条之下，原文谓："伤寒五六日，呕而发热者，柴胡汤证具，而以他药下之，柴胡证仍在者，复与柴胡汤……若心下满而硬痛者，此为结胸也，大陷胸汤主之；但满而不痛者，此为痞，柴胡不中与之，宜半夏泻心汤。"《金匮要略》载本方治"呕而肠鸣，心下痞"证，《备急千金要方》载本方治疗"老小下利，水谷不消，肠中音鸣，干呕不安"诸症，指出本方为和胃降逆、开结除痞之要方。凡脾胃虚弱，客邪乘虚而入，寒热错杂，升降失调，清浊不分而致肠胃不和，脘腹胀满，呕吐泄泻者多用本方加味治疗。

1. 香曲半夏泻心汤

患者向某，女，40 岁，因腹泻、恶心、呕吐 1 天就诊。病人于 1 天前因饮食不当出现腹泻，至来诊时已腹泻 10 余次，为黄色水样便，无黏液脓血和里急后重感，伴恶心、呕吐 3 次，呕吐胃内容物，未见咖啡色液体，并轻微腹痛、腹胀、纳差，在家自服"黄连素、氟哌酸"2 次，症状无缓解，遂来就诊。查：精神差，乏力，舌苔黄，微腻，脉弦数。处方为：半夏 15g，黄芩 12g，黄连 9g，干姜 9g，党参 15g，炙甘草 6g，大枣 10g，木香 10g，建曲 15g，车前子 20g。2 剂。病人服用上方 3 次，上述症状明显缓解，至药服完，病愈。

目前，急性胃肠炎患者多以输液治疗以补液，这不失为纠正"脱水"的有效方法。若加较多的抗生素治疗，这对于调整胃肠功能是有害无益的，更损脾胃，故笔者多以本方调理脾胃之升降，取得很好的疗效。

2. 半夏泻心汤合痛泻要方

痛泻要方见于《景岳全书》，为补脾泻肝之方，治疗肠鸣腹痛、大便泄泻、泻后仍有腹痛。其机制为：土虚木乘，脾受肝制，升降失常而致，与半夏泻心汤合用，不失为调和肝脾、寒热并治之良法。

龙某，女，28 岁。腹泻 3 年，患者近 3 年来常在餐后即便，每餐后必上厕所，每天 3～4 次大便，为糊状，便前感脐周疼痛，曾在某医院诊断"肠易激综合征"，服药无数均乏效，后来笔者处诊治。查：舌苔中心薄黄，边白，脉濡。遂处方为：半夏 15g，黄芩 12g，黄连 9g，干姜 9g，党参 15g，白术 12g，白芍 15g，陈皮 12g，防风 12g，炙甘草 6g，大枣 10g。3 剂。每剂药吃 2 天。1 周后复诊，诉症状稍有缓解，每日排便 2～3 次，稍成形。上方见效，嘱继续服用上方至 15 剂，病愈，随访未再复发。

3. 半夏泻心汤合四君子汤

四君子汤为《太平惠民和剂局方》之方，临床医家多以此方加味运用，增强益气健脾之功，如七味白术散、参苓白术散等。本方与半夏泻心汤合用，增强其补气健脾之功，为治疗脾虚泄泻较好的方法。

曾治疗一老年女性，腹泻 1 个月收入我科住院治疗，病人每日排黄色稀便 5～6 次，伴轻微腹痛、食欲缺乏、体重下降、乏力。入院后各种检查未见明显异常，我们诊断为慢性腹泻。入科后给予输"头孢曲松钠、左氧以及能量"，并口服复方黄连素、健胃消食片、整肠生治疗 1 周，症状无明显改善，病人有意见了，说我们医术差，连一个小小的拉肚子都治不好，我说，给你服点中药治疗，病人及家属同意。查：舌苔薄黄，脉濡缓。处方为：半夏 15g，黄芩 12g，黄连 9g，干姜 9g，党参 15g，白术 12g，茯苓 20g，木香 9g，建曲 20g，炙甘草 6g，大枣 10g，5 剂，我院煎药机煎好后，每次服用 1 包，每天 3 次。病人服药的第 2 天查房，患者诉腹泻症状好转，至昨天早晨到今晨腹泻 3 次，大便呈糊状，精神尚可，嘱继续服药，病人服药期间停用抗生素，给予能量（能量的药物组成为：维生素 C 注射液、维生素 B_6 注射液、ATP 注射液、辅酶 A 注射液、肌苷注射液、氯化钾注射液）和氨基酸治疗，并停用口服西药。病人经中药治疗 5 天，未再腹泻，食欲增加，精神好，后高兴出院。

4. 枳朴半夏泻心汤

崔某，男，38 岁，我村村民，素有胃痛病史 5 年，常感胃脘部隐痛，伴腹胀、泛酸，经常打嗝，打嗝后腹胀有缓解。曾做胃镜示：慢性浅表性胃炎。常在我处服用西咪替丁、胃复安、陈香露白露等药物治疗（患者不愿服用中药，嫌煎药麻烦），时好时坏。一日胃痛又患，劝其服用中药治疗，患者同意。查：舌苔薄黄，脉弦实。遂处方为：半夏 15g，黄芩 12g，黄连 9g，干姜 9g，党参 15g，炙甘草 6g，大枣 10g，木香 10g，枳壳 12g，厚朴 10g，陈皮 10g。1 剂（患者要求开 1 剂），诸症缓解。上药见效，嘱继续服用，患者共服药 10 剂，其病若失，随访近 2 年未再发作。

半夏泻心汤加木香、枳壳、厚朴、陈皮以加强其行气止痛之功，为治疗脾虚湿滞之胃脘疼痛较为有效的方子。

5. 半夏泻心汤和四逆散

四逆散为《伤寒论》少阴病，因四逆证而设，后世多取本方疏肝理脾之功，用于肝脾不和而致脘腹胁肋诸痛之症。笔者与半夏泻心汤合用，有疏肝理脾、调和脾胃寒热之功，临床用于现代医学之慢性胆囊炎、慢性肝炎以及胃肠疾病者，取效颇佳。

一某女性患者，年 45 岁，体胖，常感右上腹疼痛 10 余年，并感右侧肩胛部疼痛，有腹胀等不适症状。曾在我院做 B 超示：慢性胆囊炎。自服胆舒胶囊、维生素 K_1 以及消炎药治疗，症状可以缓解。因亲戚介绍来笔者处就诊。查：舌苔黄白相兼，脉弦。处方为：半夏 15g，黄芩 12g，黄连 9g，干姜 9g，党参 15g，木香 10g，枳壳 12g，柴胡 12g，白芍 15g，郁金 12g，炙甘草 6g，大枣 10g。5 剂，并嘱病人禁食油茶、干肉等。10 天后复诊，病人诉服上药后发作 2 次，疼痛较前为轻，嘱继续服药，病人共服用上方月余，症状未再发作。后停药。近偶遇病人带亲戚来院看病，问及病情，诉去年至今未在发作。

本文对半夏泻心汤进行了一些粗略的讨论。笔者体会，本方熔苦降辛开甘调诸法于一炉，为治痞之主方，用于治疗急慢性胃肠炎、胆囊炎、消化性溃疡以及肝胆疾病，取得较好疗效。其辨证要点为心下痞满，按之柔软不痛，干呕，肠鸣，下利；苔多滑腻或白或黄，舌质湿润，口感黏腻，脉濡或弦。这里引用黄煌老师的一段话：要用好半夏泻心汤，还有几点要说一下。第一，本方是胃病的专方，虽有报道用于其他系统的疾病，但一般都伴有上消化道症状。第二，本方症多见于体质较好的中青年人，其唇舌红，多伴有睡眠障碍及腹泻倾向，舌苔多见黄腻，但脉象没有明显特征。第三，本方证的病机是寒热错杂，中虚热结。半夏泻心汤为一首最具代表性的寒热补泻同用之方，只要是胃炎，虽舌红不忌姜、夏，虽舌淡不避芩连。第四，方中人参，可用党参替代。第五，本方与黄连温胆汤相比，后者的精神症状更为突出，如失眠、心烦、心悸、易惊、多梦，前者则以胃肠道症状为主。与香砂养胃丸也不同，彼方多用于面色黄、消化不良者，而本方多用于胃中有感染者，所以柯韵伯说"凡呕家夹热者，不利于香砂橘半，服此方而晏如"（《伤寒附翼·太阳方总论》）。夹热，是特征。第六，服用本方有效以后，需要小剂量守方常服，疗程常在 3 个月以上，即使停药以后，可常食用生姜红枣汤。

 胃痛临床多，辨证起沉疴

　　胃痛是临床上较为常见的疾病，约占门诊病人的 1/4，现代医学的急慢性胃炎、消化性溃疡、胃神经官能症等疾病多参照胃痛辨证施治，中医药治疗此病有悠久的历史，临床效果较好，现就此病的中医认识与治疗谈谈个人临床体会。

　　有句民谚谓："有了沉香无气痛。"这句话道出了胃痛的病名和治疗药物。

古有"胃气痛""心痛"以及《备急千金要方》的9种心痛，这些即是指我们今天的胃痛。胃痛是指上腹胃脘部近歧骨处经常发生疼痛为主要表现的病证。如《灵枢·邪气脏腑病形》中说："胃脘病，腹䐜胀，胃脘当心而痛。"说明了胃痛的部位。胃痛之因，《中医内科学》概括为寒邪客胃、饮食所伤、肝气犯胃、脾胃虚弱。而《医学正传》中说："致病之由，多由纵恣口腹，喜好辛酸，恣饮热酒煎煿，复餐寒凉生冷……，朝伤暮损，日积月深，故胃脘痛。"《寿世保元》中也说："胃脘痛证，多有因寒、因食、因气不顺者。"这里说明了胃痛的病因。而《沈氏尊生书》中说："胃痛，邪干胃脘病也。胃禀冲和之气，多气多血，壮者邪不能干，虚者着而为病。偏寒偏热，水食停积，皆与真气相搏而痛。惟肝气相乘为甚，以本性暴，且正克也。"这里对胃痛的病因病机进行了较为详细的论述。

其治疗，应以理气和胃镇痛为基本原则，然古有"通则不痛"的治痛方法。正如《医学正传》说："所痛之部，有气血阴阳之不同，若概以行气消导为治，漫云通则不痛。夫通则不痛，理也。但通之之法，各有不同。调气以和血，调血以和气，通也；下逆者使之上行，中结者使之旁达，亦通也；虚者助之使通，寒者温之使通，无非通之之法也，若必以下泄为通，则妄也。"可知通则不痛应灵活看待。

笔者治疗此病多用半夏泻心汤加味治疗，常取得满意的疗效。其方为：半夏15g，黄芩12g，黄连9g，干姜9g，大枣10g，党参15g，木香12g，陈皮10g，枳壳10g，厚朴10g，炙甘草6g。本方半夏降逆和胃，干姜温胃，芩连清胃泻热，参、草、枣补中气健脾胃。全方寒温并用，补泻兼施，配伍精妙，实为良方。

《伤寒论》149条之下，原文谓："伤寒五六日，呕而发热者，柴胡汤证具，而以他药下之，柴胡证仍在者，复与柴胡汤……若心下满而硬痛者，此为结胸也，大陷胸汤主之；但满而不痛者，此为痞，柴胡不中与之，宜半夏泻心汤。"《金匮要略》载本方治"呕而肠鸣，心下痞"证。指出本方为和胃降逆、开结除痞之要方，凡脾胃虚弱、客邪乘虚而入、寒热错杂、升降失调、清浊不分而致肠胃不和、脘腹胀满疼痛、呕吐泄泻者多用本方加味治疗均有较好的疗效。若寒甚者重干姜，热甚轻干姜，若肝郁气滞合四逆散加味，若气滞血瘀甚可与焦树德先生的三合汤（高良姜 9g，香附 9g，百合 30g，乌药 9g，檀香 6g，丹参 30g，砂仁 5g）或四合汤（高良姜 9g，香附 9g，百合 30g，乌药 9g，檀香 6g，丹参 30g，砂仁 5g，五灵脂 10g，蒲黄 10g）加味治疗。正如叶天士说："处病在经，久痛入络，以经主气，络主血，则可知其治气治血之当然也，凡气既久阻，血亦应病，循行之脉络自痹，而辛香理气，辛柔和血之法，实为对待必然之理。"

一中年男性，患胃痛 10 余年，曾做胃镜检查提示：十二指肠壶腹溃疡，服药无数，时有效时无效，且未规律服药，今来中医治疗。刻诊：胃脘疼痛，以饥饿或夜间为主，呈持续性隐痛，偶有腹胀、呃逆。查舌苔薄黄，脉弦。处方为：半夏 15g，黄芩 10g，黄连 9g，干姜 9g，大枣 15g，党参 15g，木香 12g，陈皮 10g，枳壳 10g，厚朴 10g，佛手 10g，丹参 20g，炙甘草 6g。病人服药 5 剂，复诊时诉症状明显好转，嘱继续服药，上方服用 1 个月余，诸症若失，后以香砂六君子汤加味而愈，再做胃镜未见溃疡。

记得跟师时，老师常用的方为：柴胡 10g，白芍 15g，枳壳 12g，青皮 10g，陈皮 10g，木香 10g，乌药 10g，吴茱萸 6g，胡芦巴 10g，小茴香 6g，香附子 12g，延胡索 12g，乳香 6g，佛手 10g，川楝子 9g，丹参 20g，炙甘草 6g。全方以四逆散为基础方加味而成，多以行气活血之品为主，用于治疗肝郁气滞所致胃痛效果较好。正如《景岳全书》说："胃脘痛证，多有因食、因寒、因气不顺者，然因食因寒，亦无不关于气。盖食停则气滞，寒留则气滞。所以治痛之要，但察其果属实邪，皆当以理气为主。"笔者跟师时见老师用此方的概率较多，多显效亦是此理。

蒲黄益胃汤为青海中医学院陆长清教授的经验方，其组方为：法半夏 15g，干姜 6g，黄连 9g，蒲公英 15g，党参 15g，紫柴苏梗 10g，炙甘草 6g。若泛酸加大贝母 12g，乌贼骨 15g，或与左金丸合用；若疼痛较甚者加金铃子散；若气虚加黄芪；若瘀血甚加丹参；若肝郁气滞加四逆散、香附子；若幽门螺杆菌检测为阳性者，酌加金钱草。笔者的同事李君，毕业于青海中医学院，曾跟师于陆老抄方，遂得此方，后与笔者交流中医时，故得此方。

曾治疗一男性患者，年40岁，诉胃脘胀痛1年余。做胃镜检查提示：慢性浅表性胃窦炎，幽门螺杆菌检测阴性。经服用西药"奥美拉唑、吗丁啉"等药物治疗，症状可以缓解，但反反复复，病历1年，终不能痊愈，遂要求中医治疗。刻诊：胃脘疼痛，痞满不适，嗳气，不泛酸，胃脘灼热感，便溏，每日2～3次。舌苔薄黄，脉弦。处方为：法半夏15g，干姜6g，黄连9g，蒲公英15g，党参15g，紫苏梗10g，炙甘草6g，大贝母12g，乌贼骨15g，延胡索15g，川楝子9g。嘱服药3剂，以观疗效。1周后复诊，病人诉胃脘疼痛、痞满有所减轻，余症如前。上方见效，效不更方，予上方服用5剂，复诊，诉目前已无不适症状。查：舌苔薄白，脉弦。予上方稍做加减，处方为：法半夏12g，干姜6g，黄连6g，蒲公英15g，党参15g，紫苏梗10g，黄芪20g，炙甘草6g。服药5剂，后随访1年，病未再发作。

此方实为半夏泻心汤去黄芩、大枣，加蒲公英、紫苏梗而成。用于治疗胃脘疼痛，脘腹痞满，或泛酸、或呃逆、或纳差，舌苔多为黄白相兼，或腻，脉弦，或滑，或濡者。以及现代医学的慢性胃炎、消化性溃疡、胃神经官能症、慢性胆囊炎等，只要辨证准确，以此方加减治疗，多有良效。

一方统治诸证，那是临床医师的大忌，因此，治疗胃痛临床还有以阴虚为主者，我多选用一贯煎合芍药甘草汤加味治疗，效果非常好，对于此证型，笔者临床以病人体形多消瘦、胃脘多隐痛、口燥咽干多烦热、大便多干结；舌红少津，脉细数为辨证要点。对于一贯煎，张山雷说："苟无停痰积饮，此方最有奇功。"

当然，西医学对于此病的治疗，也有较好的疗效，特别是质子泵抑制药的使用，对于急慢性胃炎、消化性溃疡效果很好。记得我进修时，一老医师（西医）经常用的处方是：西咪替丁0.2g，胃复安10mg，维生素$B_1$10mg，丙谷胺0.4g治疗，有时也加抗生素，效果非常好。

对于胃痛患者，除以上的药物治疗外，嘱病人精神愉快、性格开朗、劳逸结合，切忌暴饮暴食，或饥饱无常，饮食以少食多餐、清淡易于消化为主，良好的生活方式，有助于疾病的早日康复。

 ## 失眠疾病多，辨证选方药

　　我国四川有句话叫：前三十年睡不醒，后三十年睡不着。这话流传于民间，在中医学上对于失眠的病因病机有所启发。而当今失眠者尤为多见，笔者觉得有必要在此谈谈此病的治疗，故不揣肤浅，将我临床上治疗此病的一点经验与体会，分享于同仁。

　　失眠是指不能入睡，或整夜辗转不眠，以至于不能消除疲劳、恢复体力，醒后常见神疲乏力、头晕头痛、心悸健忘以及心神不宁的一种病症。现代医学的神经官能症、高血压病、脑动脉硬化、贫血、慢性肝炎、更年期综合征及某些精神病等多有失眠的表现。《素问·邪客篇》说："今厥气客于五脏六腑，则卫气独卫其外，行于阳不得入于阴，行于阴则阳气盛，阳气盛则阳跷陷，不得入于阴，阴虚，故目不瞑。"此段之意既是卫气行于阳则寤，行于阴寐，厥逆之气入侵脏腑，迫使卫气行于阳分，不得行于阴分，则阳盛于外阴虚于内而不得寐。《素问·逆调论》说："胃不和则卧不安"，道出了饮食停滞、脾胃受损、痰热壅遏于中、胃气失和、阳气浮越于外而卧不安。笔者觉得，胃不和还有一层意思就是，饥饿也属于胃不和，而饥饿的时候多有不眠，因此，应一分为二的看待此说。张景岳说："寐本乎阴，神其主也，神安则寐，神不安则不寐。其所以不安者，一由邪气之扰，一由营气之不足。"张氏指明了本病由痰火饮食致病之邪，血虚为致病之本。

　　当代的《中医内科学》对此病的病因及其治疗有较为详细全面的总结，比较实用，但分类很细，其中有心火炽盛型、肝郁化火型、痰热内扰型、阴虚火旺型、心脾两虚型、心胆气虚型，以上几种证型，临床辨证稍有不准确，可能影响疗效。笔者临床擅用重庆名医陈源生的柴芍龙牡汤加味治疗，常取得较为满意的疗效。处方为：柴胡12g，白芍24g，茯苓15g，玉竹15g，龙骨24g，牡蛎24g，炒酸枣仁15g，首乌藤24g，知母12g，甘草6g。此方有升有降，从肝着眼而及心肾，具有柔润息风、舒郁平肝、养阴固肾、镇惊安神的功能，诸凡气郁血虚、肝阴不足、肝肾阴虚、风阳上扰、心神不宁、心肾不交所引起的头痛、眩晕、心悸、怔忡、耳鸣、耳聋、不寐、多汗、自汗、盗汗、遗精、遗尿、小儿夜啼、妇科崩漏带下以及癫痫、癫狂等病，只要具备"胸满烦惊"这一主证，均可以此为基本方，随证加减治疗，可获良效。本方柴胡疏肝解郁，白芍敛阴柔肝，为方中之主要；龙骨、牡蛎镇肝息风，玉竹养阴柔肝，茯苓宁心安神，并与酸枣仁汤合用，共奏疏肝养血安神、清热除烦息风之功。若心火甚，加黄连6g，栀子9g，竹叶12g，以增强清热除烦之力；若肝火甚加牡丹皮9g，栀子9g，黄芩12g，以清肝胆之火；阴虚火旺者，可取天王补心丹之意治之。

记得在门诊曾治疗一中年女性，年44岁，诉失眠3年余，服药无数多乏效，只能借助于西药"右佐匹克隆"片取效，求治于笔者处。刻诊：病人精神较差，有头晕、乏力，呈忧郁之面色，舌苔薄黄，舌质红，脉细。遂处以上方治疗月余而愈，其后又常引荐病人就诊，问及病情，未再发作。

对于痰热内扰者，笔者常选用十三味温胆汤（自拟方）治疗。处方为：半夏15g，茯苓15g，陈皮10g，枳实10g，竹茹15g，黄连6g，远志6g，龙骨30g，牡蛎30g，炒酸枣仁20g，石菖蒲15g，首乌藤30g，炙甘草6g。本方为和胃清热、化痰安神之剂，用于治疗痰热内扰、胃失和降所致失眠，或胆虚不寐。症见失眠、眩晕、惊悸、胸闷、口苦；苔腻，脉滑数等症状。本方以温胆汤加黄连清热化痰为主；辅以远志、酸枣仁、首乌藤、龙骨、牡蛎以祛痰安神、平肝潜阳；石菖蒲化浊逐痰。诸药合用，共奏和胃清热、化痰安神之功。

龙某，男，40岁。失眠半年余，伴心悸、胸闷、头晕，曾经西医治疗。诊断为冠心病，效果甚微，来我处中医治疗，处十三味温胆汤治疗1周，症状好转，继续服药至1个月，症状未再发作，临床告愈。

以上两方为笔者的常用之方，取效颇佳。笔者此处多用炒酸枣仁，正如《本草图经》说："睡多，生使；不得睡，熟炒，"李时珍说："熟用，疗胆虚不得眠。"焦树德先生也说："我治失眠是用炒酸枣仁，最好是新炒的。"因此炒酸枣仁疗效较好，且与首乌藤合用为治疗失眠较好的药对，马有度先生的"枣仁双藤方"既是此理。

而对于虚证失眠，临床较为少见，偶遇之，属于心脾两虚者，以归脾汤加味治疗，属于气阴虚不得眠者，以参麦饮合酸枣仁汤加味（党参 15g，麦冬 18g，五味子 15g，炒酸枣仁 15g，知母 12g，茯苓 15g，龙骨 20g，牡蛎 20g，首乌藤 30g），取效颇佳。

当然本病除合理的药物治疗之外，应嘱患者调摄情志，保持心情舒畅，睡前应避免饮用浓茶、咖啡，但也不能饥饿时入睡。工作有序，以及睡眠环境的安静，更有助于良好的睡眠。

汗证不易治，临证易失手

汗证，有自汗、盗汗之分，白昼时时汗出，动则益甚者，曰自汗；寐中汗出，醒来汗止者，曰盗汗。笔者于临床遇此证较多。现代医学认为，出汗由很多原因导致，有结核、有自主神经功能紊乱、有甲状腺功能亢进症、有心律失常等，治疗本病需找到发病原因，故患者多愿服用中药治疗。现就临床病案举隅及用药思路交流于同道，偏颇之处，祈望指正。

1. 阴虚火旺出汗

严某，女，47 岁，诉夜间出汗伴心慌 3 个月。病人近 3 个月来经常夜间出汗，醒后汗止，伴心慌，恶寒，曾自服"六味地黄丸"治疗月余，症状稍有缓解，但始终不得痊愈，为进一步治疗，来我处就诊。刻诊：病人眼角有秽物，舌苔黄，微腻，脉数，选用当归六黄汤加味治疗。方为：

当归 15g, 黄芩 10g, 黄连 6g, 黄柏 10g, 黄芪 30g, 生地黄 15g, 熟地黄 15g, 龙骨 30g, 牡蛎 30g, 浮小麦 30g。3 剂, 水煎温服, 每日 3 次。病人服药后, 汗出、心慌症状明显缓解, 继续服药 3 剂, 诸症消失, 嘱服用知柏地黄丸治疗 1 个月, 随访未再复发。病人盗汗, 伴眼角有秽物, 舌苔黄, 微腻, 脉数, 此为辨证之关键。《黄帝内经》云: "阳加于阴谓之汗", 盗汗多阴虚, 此为阴虚有火而致诸症, 故选用当归六黄汤以滋阴泻火而取效。

2. 肝肾阴虚出汗

某女, 50 岁, 我院职工的母亲, 因闻我擅长中医, 特携母亲来诊治。诉夜间手足心烦热 1 年余, 曾服用西药"谷维素、维生素 B_6"等药物治疗, 症状无缓解, 经西医查红细胞沉降率、T_3、T_4、抗"O"及 X 线胸片检查, 未见异常, 但发现血压升高 1 年, 未服药治疗。也曾输液治疗乏效, 求治于余。刻诊: 夜间手足心烦热, 喜放于被子外面, 伴盗汗, 夜间睡眠差, 情绪易于激动, 月经已停止半年; 舌苔少, 中有裂纹, 舌质红, 脉细。给予知柏地黄丸合二至丸加味治疗。处方为: 熟地黄 20g, 生地黄 20g, 山茱萸 15g, 山药 15g, 牡丹皮 10g, 茯苓 12g, 泽泻 12g, 知母 15g, 黄柏 15g, 龙骨 30g, 牡蛎 30g, 女贞子 15g, 墨旱莲 15g, 炒酸枣仁 15g。嘱服药 3 剂以观疗效, 1 周后复诊, 病人服药后手足心烦热症状好转, 余症也有所减轻, 病人服药 10 余剂, 其症若失。此案五心烦热、盗汗; 舌苔少, 中有裂纹, 舌质红, 脉细, 兼月经停止, 病程较长, 素有高血压病史, 此为肝肾阴虚而致诸症,《临证指南医案》云: "阴虚盗汗, 当以补阴以营内", 故用知柏地黄丸合二至丸滋阴降火而补肝肾, 服药月余而致诸症霍然。

3. 气虚出汗

白某, 男, 43 岁, 头颈部多汗半年余。病人近半年来常以头颈部出汗较多, 不分白昼, 易于疲倦, 察病人体胖; 舌苔薄白, 脉沉弱, 此为气虚汗出, 给予补中益气汤加味治疗。处方为: 党参 15g, 红参 12g, 白术 12g, 黄芪 30g, 陈皮 10g, 当归 15g, 升麻 9g, 柴胡 9g, 大枣 10g, 炙甘草 6g, 首乌藤 30g,

炒酸枣仁 30g，浮小麦 30g，龙骨 30g，牡蛎 30g。病人服药 5 剂，症状减轻，继续服药月余，病愈。此案病人头颈部汗出，头为诸阳之会，汗出则为阳气虚，而阳虚为气虚之渐，气虚是阳虚之微，此处病人无恶寒，而兼易于疲倦，再结合病人舌、脉，诊断为气虚无疑。《笔花医镜》云："自汗为阳虚"，故取补中益气汤加味取效。

 ## 疏肝理脾汤，脂肪肝良方

第一次看到疏肝理脾汤是在马有度老师的《医方新解》一书上，此方由柴胡 12g，香附 9g，党参 12g，白术 12g，制首乌 12g，泽泻 9g，三七粉 3g，丹参 12g 组成。本方为疏肝理脾、养血活血之剂，本方取柴胡、香附疏肝理气解郁；党参、白术健脾益气；首乌、泽泻补肝肾，滋肾阴，具现代药理学研究，二味药有降血脂的作用；丹参、三七活血化瘀，诸药合用，用于治疗肝气郁结而致胁肋胀痛、心烦失眠；脾虚不运而致脘闷食少、大便稀溏、神疲肢软等症。熊老临床多用于治疗慢性肝炎、早期肝硬化，以及冠心病等疾病。笔者临床用本方治疗数例脂肪肝效果很好。现举案例正之。

杨某，男，34 岁。病人体型肥胖，诉右肋胀满不舒 1 年，并感嗳气恶心、食少纳呆、倦怠乏力、大便溏薄；舌质淡红、苔厚白腻、脉濡缓。曾以胆囊炎、慢性胃炎治疗，症状无缓解，后做肝 B 超示：脂肪肝。查肝功能：谷丙转氨酶 88U/L、谷草转氨酶 76U/L。遂来我处中医治疗。问及饮食情况，病人有饮酒史 5 年，量较大，平素喜食肥肉，由于长嗜食甘肥厚味之品，使脾失健运、湿浊内生、肝失疏泄，以致湿浊阻于肝络而成脂肪肝。以上方加山楂 15g 共取 10 剂，研细末，每次服用 6g，每天 3 次，嘱病人以清淡饮食为主，戒酒。病人服药半月，上诉症状缓解，嘱继续服用，前后共服药 3 个月，已无不适症状，后停药做 B 超示：未见异常。

中西不偏废，慢性乙肝治

我国是肝病特别是病毒性肝炎的高发区，慢性乙型病毒性肝炎（乙肝）的感染率近60%，不仅影响整个民族的健康素质，更给社会和家庭带来了沉重的经济负担。而中医药治疗肝病有较为成熟的经验。乙肝这个病在古典中医书籍里没有，后人根据其临床表现，将其概括在"胁痛、黄疸、鼓胀、虚劳"等疾病中，其病因以湿热疫毒之邪入侵而致，最终致湿、热、虚、瘀、痰凝为其病理环节。近贤前辈们治疗本病有丰富的经验，如刘渡舟的柴胡剂群为主的论治经验；关幼波着重脾肾治疗的经验；张云鹏先生的"解毒调控免疫方"；陆长清的陆氏乙肝散等，这些经验为后学者所推崇。2002年笔者有幸拜读《陈瑞春论伤寒》一书，陈老治疗乙肝很有经验和见解。笔者用陈老的经验与西药结合用之于临床，效果亦很好。现将其临床点滴经验与大家一起分享。

本方为小柴胡汤加减而成，其组方为：柴胡10g，黄芩10g，半夏10g，太子参15g，青皮10g，陈皮10g，枳壳10g，大腹皮10g，金银花15g，郁金10g，野菊花15g，白花蛇舌草15g，炙甘草6g。纳差加炒麦芽10g，炒谷芽10g，鸡内金10g；脾虚便溏者加炒白术10g，扁豆10g，山药15g。陈老认为：乙肝病患者，有的无临床症状，有的表现为三阳外，或有肝区不适、饮食不香、腹胀气滞、大便溏而不爽、小便时清时黄、口苦不渴；舌苔正常，或黄，或口舌黏腻，脉缓或弦，或数，用本方加味治疗，效果很好。笔者用本方于临床，对改善患者临床症状，恢复肝功能有很好的疗效，但对于转阴效果不理想，最后再结合西药拉米夫定100mg，每日1次，对于e抗原的转阴效果较好。

笔者举最近治疗的病案一例：某患者，30岁，发现乙肝大三阳5年，经常感右侧胁痛，乏力，以劳累后为甚。并感腹胀、纳差、便溏，以食油腻食物后为主，偶有口苦，小便黄。病人间断服药治疗，效果欠佳。病人于半月前感上述症状较前加重，遂在某医院查肝功：谷丙转氨酶 179U/L，谷草转氨酶 166U/L，并服用藏药治疗 10 余天，效果不明显，后来我院就诊。刻诊：神志清，精神差，诉胁痛、腹胀、纳差、乏力、便溏、口苦、小便黄，睡眠可；舌苔黄，微腻，脉弦数。遂予上方 5 剂（柴胡 10g，黄芩 10g，半夏 10g，太子参 15g，青皮 10g，陈皮 10g，枳壳 10g，大腹皮 10g，金银花 15g，郁金 10g，野菊花 15g，白花蛇舌草 15g，炒麦芽 10g，炒谷芽 10g，鸡内金 10g，炒白术 10g，扁豆 10g，山药 15g，炙甘草 6g）。并口服拉米夫定 100mg，每日 1 次，开 3 个月的量。病人服用上方 10 天后，症状明显改善，嘱再服 5 剂，病人共服药 20 天后，自觉已无明显不适，复查肝功，已恢复正常，但仍为大三阳。后以上方加减治疗 3 个月余，复查乙肝五项示表面抗原和核心抗体阳性，嘱继续服用中西药治疗。

笔者一朋友，患乙肝小三阳多年，肝功能时异常时正常。2004 年冬季的一天来我处玩，闲聊之余，他说最近转氨酶增高，谷丙转氨酶 120U/L，谷草转氨酶 157U/L，胆红素正常，白蛋白正常，并感觉全身无力，右胁肋轻微疼痛，余无不适，现服药治疗，他很神秘地告诉我，过几个月他多年的乙肝将转阴了，我笑问他，你吃什么仙丹了，若真转阴的话，你将是我们中国攻破乙肝诺贝尔获奖者，他说乙肝转阴散，我很认真地问，什么方子，他慢慢地从衣兜里掏出一张纸，我打开一看，上面书写着：虎杖 100g，大黄 30g，三七 100g，鳖甲 200g，柴胡 100g，薏苡仁 100g，女贞子 150g，七叶一枝花 100g，郁金 100g，槟榔 100g，白花蛇舌草 100g。上药研极细末，每服 10g，每天 3 次。我笑着说，你这方子能行吗？他看我怀疑的态度，很认真地说：肯定能行，但必须要用米汤送服。事后我将此方记录下来，试着用于治疗乙肝。大概 1 年后，朋友从外地回来，他给我一张化验单，乙肝五项示表面抗原和核心抗体阳性，肝功能完全正常，他说服用上方半年后复查，就转成现在这个样子了，近几年来，他常用这个方子和笔者给的小柴胡汤合用，在肝功能异常时和身体不适时服用，病情很平稳，身体无不适，乙肝五项仍为表面抗原和核心抗体阳性。

后笔者常用本散剂与中药汤剂（笔者常用的"陈瑞春的小柴胡汤加味"）治疗乙肝，对改善临床症状、恢复肝功能有很好的疗效，但对于乙肝五项转阴，特别是乙肝表面抗原的转阴效果欠佳。

　　对于本病的治疗，笔者认为：我们不能盲目地、一味地追求乙肝表面抗原、e抗原的转阴，尽量减少资源浪费，减轻病人经济负担。让患者保持肝功能正常，无临床症状、体征，提高生活质量，延缓向肝硬化、肝癌发展，方为上策。

 ## 消化不良方，小儿最易尝

　　各位同仁或许都读过《蒲辅周医疗经验》这本书，这本书很好，里面的知识与经验很多可以借鉴学习。原书云："焦三仙、鸡内金、山药。分量为1：2：3，共为细末，每次五分至一钱五分，红糖水送服，日两次。这是我在梓潼行医时，为便利患者自备药，效果很好。"这个方子很好，我临床常用，笔者现就自己用此方的经验与体会和大家一起分享。

　　记得笔者开诊所时，我村一小儿，年4岁，喜食零食，体型消瘦，毛发枯黄而少，大便时稀时干，大便中时夹有不消化食物，烦躁啼哭，夜间易醒，纳差；舌质红，舌苔白厚，微腻，脉象弦滑，指纹紫滞。曾服中药治疗，因为汤药味苦，患儿不愿服用，又自己买"葡萄糖酸锌口服液、鱼肝油"等治疗，在服用鱼肝油时，效果尚可，但上述症状仍然存在。一日，来我处打预防针时，问及能不能治疗，我说服用中药治疗，孩子妈妈说："中药开了不少，就是喝不下去"，我说有一种中药味道好，孩子喜欢吃。遂给予：焦三仙、鸡内金、山药。分量为1：2：3，共为细末，每次服用5g，用米汤送服，每日3次，因焦三仙为炒过之物，其味香，患儿易于接受。患儿服用上药一料（2周的量）后，食欲增加，大便成形，夜间睡眠好，以上症状有所改善，嘱继续服药治疗，患儿服用上药2个月后，体型稍胖（体重明显增加），已无不适症状，遂停药。

蒲老选用焦三仙、鸡内金消食化积、健脾开胃；更用大剂量山药，补脾益胃，用于治疗消化不良，虚像明显者，效果很好。笔者常用本方与其他方剂合用，治疗各种消化不良，以及肝病、慢性胆囊炎、慢性腹泻等消化系统疾病，均有很好的疗效。

对于较为重的疳积，临床表现为精神萎靡、面黄肌瘦、毛发焦枯、肚大筋露、纳呆便溏者，笔者常在上方的基础上加用三甲散治疗，有更好的疗效。其三甲散处方为：醋炙鳖甲100g，醋炙龟甲100g，炒山甲100g，槟榔100g，使君子100g。上药共研细末，用鸡蛋1个，将鸡蛋打一小孔，将蛋清蛋黄倒入碗内，加入药面9g，搅匀，再装入蛋壳内，用面粉包裹，煮熟吃完，每天吃1个，一般吃3～5个，症状可以明显改善，轻者可以痊愈。

 ## 痹证活络酒，临证是良方

痹证活络酒，这个方剂名字由笔者自拟，处方为：全当归30g，桂枝10g，赤芍10g，木通10g，通草10g，路路通15g，细辛9g，干姜10g，怀牛膝15g，木瓜15g，川乌6g，草乌6g，羌活10g，独活10g，威灵仙10g，川芎10g，续断15g，橘络10g，丝瓜络10g，伸筋草15g，防风10g，乌梢蛇10g，血竭10g，猴骨15g，土鳖虫10g，红花10g，桃仁10g，三棱10g，莪术10g，海马1条，秦艽15g，甘草6g。用上药泡酒，1周后饮用，每次20ml，每天2次。

此方出自何人之手，笔者已经记不清了，但用于临床，效果很好。本方治疗风寒湿邪引起的痹证，临床以腰腿疼痛效果更佳。曾治疗一农村老者，年近70，诉双膝关节疼痛数年，遇阴雨天或劳累后加重，曾服用"镇痛片"

疼痛可以缓解，但停药后疼痛再发，病人未服用中药治疗，因嫌煎药麻烦，且医师说非一朝一日能治好。那一日，来笔者处买镇痛片，笔者劝其服用中药，老者拒之，后听说泡酒喝，甚为欢喜，因患者本身爱酒，遂书以上方（可以喝 1 个月量）原方，半个月后，患者来告，疼痛明显好转，不需服用镇痛片了，且觉腰腿有力。嘱其续服。3 个月后笔者出诊遇患者在地里劳动，问及关节治疗情况，诉疼痛未再发作，下雨天也不疼痛。

本方为当归四逆散加味而成。方中重用当归，更加赤芍、怀牛膝、川芎、血竭、土鳖虫、桃仁、红花取其活血通络止痛之功，更本着"治风先治血、血行风自灭"之理而治之；取羌活、独活、防风、细辛、乌梢蛇、木通、通草、路路通、木瓜、川乌、草乌以祛风散寒除湿止痛；用橘络、丝瓜络、伸筋草、秦艽以入筋络；加猴骨、海马、续断入肾经而补肾气；更加三棱、莪术以行气止痛，更助血行。

腰痛多常见，虫类效非凡

腰痛是指以腰部一侧或两侧疼痛，或放射至下肢疼痛为主要临床表现的病症。其病因病机为：因感受外邪，或内因外伤，或肾虚而引起的气血运行失调、脉络绌急、腰府失养而致。主要包括现代医学的腰椎间盘突出症、腰椎椎管狭窄症、外伤腰痛等病症。隋代巢元方《诸病源候论》指出该病与肾虚、风邪入侵有密切关系。腰腿痛多因扭闪外伤、慢性劳损及感受风寒湿邪所致。轻者腰痛，经休息后可缓解，再遇轻度外伤或感受寒湿仍可复发或加重；重者腰痛，并向大腿后侧及小腿后外侧及足外侧放射疼痛，转动、咳嗽、喷嚏时加剧，腰肌痉挛，出现侧弯。直腿抬高试验阳性，患侧小腿外侧或足背有麻木感，甚至可出现间歇性跛行。笔者治疗此病较多，有一些经验和感悟，现记录于此。

◎ 三虫散

此方源于何人所创，我已记不清，但临床效果很好。其组方为：全蝎10g，蜈蚣10g，乌梢蛇10g。上药焙干研细末，平均分成8包，为7日量，内服，用时首次服用2包，上、下午各1包，继之每日1包，7天为1个疗程，2个疗程隔3～5日，一般1～2个疗程可显效至痊愈，如有较重者，可不以疗程而以愈为度。

[功能] 搜风通络止痛。

[主治] 本方用于治疗痹症，临床见肢体关节疼痛、变形者，以病程较长者为佳。或与独活寄生汤合用，或与芍药甘草汤合四妙散合用，其效颇佳。其病案如下：患者为我堂兄，青壮年男性，诉腰痛伴右下肢麻木疼痛1个月。病人于1个月前在广东打工时，因强力劳作后感腰痛，并牵扯至右下肢麻木疼痛，行走及弯腰时为甚，并在当地医院诊治，诊断为腰椎间盘突出症。曾服药治疗无缓解，回家后来我处就诊。查舌苔薄黄，脉弦，余症同前。遂处方为：黄柏12g，苍术12g，牛膝30g，薏苡仁30g，白芍30g，赤芍30g，伸筋草30g，防己15g，木瓜15g，独活15g，甘草15g，骨碎补30g，水煎温服，每日3次，另用全蝎10g，蜈蚣10g，乌梢蛇10g，研末平均分成8包，每次服1包，每天3次，服药1剂，症状有所缓解，继续服药5剂，其症若失，后以六味地黄丸治疗月余而愈。随访未再复发。

对于腰椎间盘突出症，中医多以腰痛辨证治疗，或为湿热、或为寒湿、或为瘀血、或为肾虚，临床应根据具体情况而施治，不能一方而统治。但对于腰痛，临床医家多以肾虚论治，腰痛不忘补肾，在川北民间有一句话说：腰杆痛用杜仲，老壳（指头的意思）痛用川芎。本案患者发病时间较短，舌苔薄黄，脉弦，此为湿热走注下焦而致，故选四妙散清热利湿，芍药甘草汤缓急止痛；加伸筋草、防己、木瓜、独活、骨碎补以祛风湿强筋骨；更加三虫散通络止痛，后用六味地黄丸收功以强腰补肾，以防疾病复发。三虫散是笔者的经验方，临床用于肢体经络疾病效果很好。

注意本方为虫类有毒之品，量大易中毒，故其剂量应以小剂量开始。笔者曾治疗 1 例关节炎患者，开汤剂全蝎用到 12g，病人服药后出现头晕、恶心、呕吐、心慌等不适症状，故应慎重。当然也有医家用此药量多大，中毒者也未见报道。临床医师应视患者体质之强弱、年龄之长幼、服用本药之反应而给药。

　　患者罗某，女，52 岁，于 2011 年 9 月 10 日就诊。病人于半年前无明显诱因出现右侧腰部、髋关节疼痛，爬楼梯时疼痛尤为明显，伴右下肢沉重、无力，但不痛，曾在外诊所输液及服药治疗 2 个月，症状无缓解，遂来我院就诊。诉及此病情，给予拍髋关节及腰椎间盘 X 线检查，未见异常。查：舌苔为黄，微腻，脉沉滑。遂给予服用中药治疗，处方为：黄柏 12g，苍术 12g，怀牛膝 30g，薏苡仁 30g，白芍 30g，赤芍 30g，甘草 15g，木瓜 20g，独活 30g，防己 15g，桑寄生 18g，续断 18g。嘱病人服药 3 剂，每剂药吃 2 天。病人 9 月 18 日复诊，诉腰及髋关节仍有疼痛，但有所减轻，右下肢沉重明显好转。上方见效，遂仍以上方加减治疗，处方为：黄柏 12g，苍术 12g，怀牛膝 30g，薏苡仁 30g，白芍 30g，赤芍 30g，甘草 15g，木瓜 20g，独活 30g，延胡索 18g，桑寄生 18g，续断 18g。再服药 3 剂。病人于 9 月 24 日复诊，现症状已明显好转，只有轻微疼痛，再以第 2 次处方 5 剂，临床痊愈。随访 1 年未再复发。

　　此患者腰、髋关节疼痛，伴有右下肢沉重感，舌苔黄，微腻，西医诊断不明确，而中医学认为此为湿热注于筋骨、着于下肢而致诸症，故以四妙散清利湿热，更加木瓜、续断、桑寄生、独活祛风湿、补肝肾，并加芍药甘草汤柔肝缓急止痛，后两次加延胡索以活血止痛，增强其疗效。

　　数年前，曾治疗一妇人，年 59 岁，农村妇女，常年体力劳动，以背为主，诉腰痛 10 余年，以右侧腰部及右下肢关节疼痛为主，常在过度劳累或阴雨天气加重或发作，疼痛时不能仰俯及走上坡路，曾服用西药英太青治疗，症状可以好转，但停药后又复发，因经济原因未做各种检查，求治于我处，病人要求输液治疗，以求速效，我劝其服用中药治疗，病人不愿意。查体：直腿抬高试验阳性，我初步考虑为腰椎间盘突出症，给予输"地塞米松、甘露醇、香丹注射液"治疗3天，症状缓解后停药。因患者过度劳动，症状再发，遂劝其服用中药治疗，病人勉强同意。查：舌苔薄白，舌质有瘀点，脉沉涩，遂处方为独活寄生汤加味治疗。方药为：独活30g，桑寄生18g，杜仲18g，怀牛膝18g，细辛9g，秦艽15g，茯苓15g，桂枝12g，防风12g，川芎15g，党参15g，当归18g，白芍24g，熟地黄18g，续断15g，甘草6g。上方开2剂，每剂药吃2天，病人服药1剂，诉症状明显好转，说比上次输液还好，嘱继续服用上方，后以上方治疗20余天，共服药10剂，诸症若失。随访，说偶仍有疼痛，但较前疼痛轻微，且自己照买上方几剂吃了即可缓解。

独活寄生汤出自《备急千金要方》，其功能主治为肝肾两亏、气血不足、风寒湿邪外侵、腰膝冷痛、酸重无力、屈伸不利，或麻木偏枯、冷痹日久不愈。现用于慢性关节炎、坐骨神经痛等属肝肾不足、气血两亏者。但对于独活必须要重用，方能取得较为满意的疗效。

对于瘀血所致的腰痛，笔者用活络效灵丹合芍药甘草汤治疗取效颇佳，其组方为：当归24g，丹参24g，乳香10g，没药10g，白芍30g，赤芍30g，红花10g，川牛膝18g，土鳖虫6g，骨碎补18g，香附子15g，秦艽15g，甘草6g。本方为活血祛瘀止痛之功，用于治疗腰腿疼痛，以外伤后而导致疼痛者效果较好。曾治疗一青年男性，因劳动时扭伤腰部，导致腰痛、仰俯不能、行动不便，因经济原因未做相关检查，自服英太青、云南白药治疗3天，症状稍有缓解，但效果不明显，遂来笔者处诊治。查：舌苔薄白，脉沉涩，遂处上方2剂，嘱其浓煎取汁服用。4天后复诊，诉腰痛症状大有好转，活动后无疼痛，上方见效，仍以上方服用2剂，病愈。若为足跟疼痛，亦可以上方加味治疗，组方为：当归24g，丹参24g，乳香10g，没药10g，白芍30g，赤芍30g，川牛膝18g，威灵仙15g，鹿角霜15g，川续断15g，五加皮15g，木瓜10g，鹿衔草15g，甘草6g。水煎温服，效果亦较好。

总之，对于腰腿疼痛，笔者多以四妙散合芍药甘草汤加味治疗以湿热为主者；以独活寄生汤治疗属于风寒湿邪而致的，临床辨证以"虚"为主者；若痛甚，加三虫散治疗；治疗血瘀腰痛，以活络效灵丹合芍药甘草汤加味治疗，常取得较为满意的疗效。诸君同仁不妨试用。当然，中医诊治腰痛，应该结合现代医学的相关检查，比如B超、X线摄片检查等，以排除其他疾病所致的病症，如肾输尿管结石、妇科疾病等，应加以鉴别，以免误诊误治，延误病情。

 ## 满脸青春痘，中西有良方

自入岐黄以来，对于一种疾病的治疗总有许多体会，而青春痘的治疗就是这样，现就我看到的几位老师的经验和个人的体会与大家一起分享。

2000年秋季，我才开诊所，我村一青年，男，18岁，颜面部出现红色丘疹半个月。呈散在发作，不痒，在某处诊治，以"过敏性疾病"治疗，症状无缓解，后来我处就诊，诊断为痤疮。给予枇杷清肺饮原方1剂，症状有缓解，继续服用2剂，其症若失。这个案例是我开诊所时第一次治疗本病的经验，效果很好。后多以此法，愈人较多。记得实习时，师从中医院的一名老中医，专治中医外科疾病，病人较多，但他多用西药治疗此病，他说现在的年轻人多不愿意服用中药，他就开西药，处方为：维生素C 0.2g，维生素B_6 20mg，甲硝唑0.2g，螺内酯20mg，红霉素0.25g，地塞米松1.5g，并予蛇胆川贝液一起口服，每日3次，每次1支，用颠倒散外搽，效果很好。笔者跟师1个月，治疗此病者1天不少于20人，老师皆以此法，患者皆称赞不已。后在成都时，我老师（系川北医学院皮肤科眭维耻教授的学生）治疗此病时，用中西药结合治疗，效果也很好，主要以枇杷清肺饮为主方口服，而以美容水（自制方）外用效果特好。美容水处方为：庆大霉素20ml，维生素$B_6$10ml，地塞米松10ml，上3药加入甲硝唑100ml中，用棉签外搽患处，取效颇佳。后又读到马有度老师的书时，说痤疮分肺经血热型、热毒血瘀型、脾胃湿热型、血瘀痰凝型，而他在每个证型中必加丹参30g，山楂30g，白花蛇舌草 30 ～ 60g。其效果颇佳。

《素问·生气通天论》云："寒薄为皶，郁乃痤"，可知本病由风寒郁而化热所致，风热外薄，每易犯肺。《医宗金鉴》称本病为肺风粉刺，诗云：肺风粉刺肺经热，面鼻疙瘩赤肿疼，破出粉汁或结屑，枇杷颠倒自收功。可见治疗本病主以枇杷清肺饮治疗。笔者在此基础上，总结一方，取名为：加味枇杷清肺饮。方为：党参 12g，枇杷叶 15g，黄连 9g，黄柏 12g，桑白皮 15g，丹参 30g，山楂 30g，白花蛇舌草 30g，赤芍 12g，甘草 10g。水煎温服，每日 3 次，1 剂药吃 2 天，并外用颠倒散或美容水外搽，效果很好。我觉得跟师也好，读书也好，将他人的经验加以总结、分析、归纳，并以此变为自己临床运用的方法，才是学习之道。

 急性荨麻疹，中西取效真

某患者，男性，31 岁，因全身皮肤瘙痒 3 天为主诉收住院治疗。病人于 3 天前自认为吹冷风后出现全身皮肤瘙痒，并出现红色风团，曾在外诊所输"地塞米松"等药物治疗（具体不详），症状稍有缓解，但停药后症状又再发，遂来我科住院治疗。入科后查体：生命体征正常，胸腹部、后背部、四肢均可见风团，风团相互融合，腹部成地图样损害。入院后我科给予完善相关检查，未见异常，诊断为：急性荨麻疹。接诊医师给予了 5% 葡萄糖 250ml+ 维生素 C3.0g；5% 葡萄糖 100ml+ 地塞米松 10mg；10% 葡萄糖 100ml+10% 葡萄糖酸钙 1.0g 静脉滴注。口服氯雷他定 10mg，每日 1 次，经上述药物治疗后皮损很快缓解（大概用药 1 小时后），但病人中午或下午输完液后，晚上和晨起症状又再发。我科主任（临床医学）查房后指示：病人用药后半衰期已过，故地塞米松和葡萄糖酸钙每日 2 次（早晨和上半夜各 1 次），结果病人仍于夜间和晨起再发，瘙痒难忍，不能入睡，于是我劝其服用中药治疗。

刻诊：全身风团如云片状，高出皮肤，有抓痕，自诉遇冷风后发作；舌苔薄黄，微腻，脉浮数，中医谓之瘾疹，遂给予消风散加味治疗。处方为：荆芥15g，防风15g，蝉蜕15g，苦参15g，苍术12g，大力15g，石膏30g，生地黄20g，当归15g，地肤子15g，白鲜皮15g，赤芍15g，金银花15g，知母12g，甘草6g。上药开4剂，每日3次，每次1包（我院煎药机煎的药，量约200ml），在服用中药期间，激素减为每天5mg，加用西咪替丁0.6g+5%葡萄糖100ml静脉滴注。次日查房，病人皮损明显减少，服药第3天早晨查房，病人身上无皮损，已如正常，亦无瘙痒。主任笑问道：你那是什么秘方，抄来我们也用一用，我欣然同意。

　　《诸病源候论》云："邪客于皮肤，每逢风寒相折，则起风瘙瘾疹。"本案从舌、脉及症状分析，为风热客于肌表而发为隐疹。消风散出自于《外科正宗》，原书云："大人小人风热隐疹，遍身云片斑点，乍有乍无并效。"此案辨证准确、选方无误，故收效颇佳。

 ## 带状疱疹方，中西法更良

　　对于皮肤疾病带状疱疹的中医治疗，我多遵循《医宗金鉴》之理法方药，临床效果很好。《医宗金鉴》谓本病为缠腰火丹，以龙胆泻肝汤或除湿胃苓汤治疗，外用柏叶散。而《医宗金鉴》之龙胆泻肝汤有别于《兰室秘藏》和《医方集解》之龙胆泻肝汤，但都大同小异，均有清肝胆实火、泻下焦湿热之功。焦树德先生在《方剂心得十讲》一书中讲到，龙胆泻肝汤加味治疗本病效果也很好。后笔者师其法，多以龙胆泻肝汤加味治疗，处方为：龙胆草15g，栀子15g，黄芩12g，柴胡12g，生地黄20g，车前子20g，泽泻15g，木通9g，当归9g，板蓝根30g，紫草10g，白鲜皮20g，连翘15g，甘草6g。水煎温服，每日3次，一剂药吃2天。

对于皮损的外用法，笔者常用自拟八味止痒方：苦参 10g，黄柏 10g，大黄 10g，硫黄 10g，姜黄 10g，枯矾 10g，雄黄 10g，薄荷脑 2g。上药研极细末，做成洗剂或油剂外搽，效果很好，

忆及 1998 年，笔者读卫校时，我们班一同学患带状疱疹，发于左侧头部（左眼角上方），皮损处有红斑，丘疱疹、少许水疱排列成带状，左侧头部及皮肤刺痛，余无所苦。正值皮肤科老师下课，我们同学请老师给予看病，老师看后，诊断为带状疱疹。治疗给予：扑尔敏 4mg，西咪替丁 0.2g，病毒灵 0.2g，去痛片 1 片，维生素 B_1 20mg，维生素 E 0.1g，再外用硫黄炉甘石洗剂外搽，每日数次（5 次以上）。3 天后，皮损开始好转，结痂，已不疼痛，至 10 天，基本痊愈。后老师讲到：此病必须用 H_1、H_2 受体阻滞药，这是眭维耻教授的经验。此患者因是学生，所以抗病毒的药用得最简单。这是我第一次见到带状疱疹的治疗方法。现我们住院部治疗方案为：5% 葡萄糖 250ml+ 阿昔洛韦注射液 0.5g，5% 葡萄糖 250ml+ 维生素 C 2.0g+ 维生素 B_6 200mg，可加抗生素 1 种，以预防感染。早期我们用地塞米松 5mg 加入液体静脉滴注，口服上述处方，外用阿昔洛韦软膏，并肌内注射维生素 B_1、维生素 B_{12}，效果较好。若遗留神经性疼痛，给予口服野木瓜片加营养神经药，在辨证的基础上，我多选用血府逐瘀汤或加味逍遥散治疗，取效颇佳。

以上是我个人中、西医治疗本病的经验与体会。可结合，亦可分开用，均有很好的效果。

 消风散药方，风疹湿疹康

消风散出自于《外科正宗》，由荆芥、防风、蝉蜕、胡麻、苦参、知母、石膏、大力、木通、生地黄、当归、苍术、甘草组成，为疏风养血、清热除湿之方，

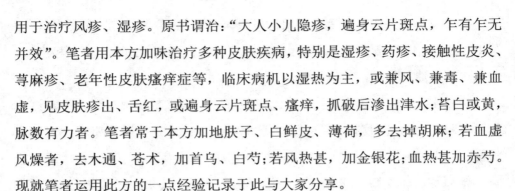

用于治疗风疹、湿疹。原书谓治："大人小儿隐疹，遍身云片斑点，乍有乍无并效"。笔者用本方加味治疗多种皮肤疾病，特别是湿疹、药疹、接触性皮炎、荨麻疹、老年性皮肤瘙痒症等，临床病机以湿热为主，或兼风、兼毒、兼血虚，见皮肤疹出、舌红，或遍身云片斑点、瘙痒，抓破后渗出津水；苔白或黄，脉数有力者。笔者常于本方加地肤子、白鲜皮、薄荷，多去掉胡麻；若血虚风燥者，去木通、苍术，加首乌、白芍；若风热甚，加金银花；血热甚加赤芍。现就笔者运用此方的一点经验记录于此与大家分享。

1. 急性荨麻疹

记得几年前，内弟之妻从新疆回来，正值春暖花开之际，我们老家是柑橘盛产之地，橘花香气逼人、颜色鲜美，小两口对橘花很是喜爱。次日，其妻满脸、胸腹部、四肢皆为风团伴剧烈瘙痒，风团为红色，可见抓痕，无呼吸困难，余无不适。遂给予输液治疗（葡萄糖酸钙 1.0g，维生素 C 2.0g，地塞米松 10mg）3 天，并口服扑尔敏 4mg，每天 3 次，经上述治疗 3 天后，症状无任何缓解。作为医师加姐夫的我很是苦恼与尴尬，最后只有一法，劝其喝中药治疗。舌脉已经记不清了。遂处方：荆芥 15g，防风 15g，蝉蜕 15g，苦参 15g，知母 10g，石膏 30g，大力 15g，木通 10g，生地黄 20g，当归 15g，苍术 15g，地肤子 15g，白鲜皮 30g，薄荷 10g，甘草 10g。服药 1 剂，2 天后，风团明显减少，颜色变为正常，瘙痒减轻，嘱继续服药 2 剂，病愈。至离开老家时未再复发。

急性荨麻疹属于中医学的瘾疹范畴，《诸病源候论》云："邪客于皮肤，每逢风寒相折，则起风瘙瘾疹"。此病人为感受花粉（风热湿邪）邪毒，蕴于肌肤，而致诸症，故选荆芥、防风、蝉蜕、大力、白鲜皮、薄荷以祛风止痒；苦参、知母、石膏、地肤子、木通、生地黄、当归、苍术以清热除湿。诸药合用，切中病机，故获痊愈。

2. 慢性湿疹

某女，28 岁。患湿疹数十年，曾服药无数，时有效，时无效，尤以春夏发作为甚，发作时多以激素治疗，因患者经常用激素，有满月脸、水牛背之形，患者颇为苦恼。经亲戚介绍来我处就诊。刻诊：四肢，尤以伸侧见皮肤表面粗糙，呈黯红色，剧烈瘙痒、有抓痕，皮损为多形性，边界不清，红斑、丘疱疹集结成片，有少许渗出，结痂，入夜搔抓更甚，以至于影响睡眠，舌苔黄、微腻，脉濡数。处方为：荆芥 15g，防风 15g，蝉蜕 15g，苦参 15g，知母 10g，石膏 30g，大力 15g，木通 10g，生地黄 20g，当归 15g，苍术 15g，地肤子 15g，白鲜皮 30g，薄荷 10g，乌梢蛇 12g，甘草 10g。嘱服药 5 剂。并给予自制的八味止痒方：苦参 10g，黄柏 10g，大黄 10g，硫黄 10g，姜黄 10g，白矾 10g，雄黄 10g，薄荷脑 2g。上药研极细末，与无极膏混合后外擦患处，以观疗效，病人服药期间，停用其他抗过敏药物以及激素。10 天后患者复诊，自诉症状已明显好转。查皮损已消失六七分，舌苔仍薄黄，不腻，脉同前，于上方去木通，继续服用 10 余剂，皮损基本恢复正常，有色素沉着，遂停药。至次年春季又发作，仍以上法而愈。

慢性湿疹，多隶属于中医学的"四弯风""浸淫疮""血风疮"。《医宗金鉴》云："血风疮证生遍身，粟形搔痒脂水淫，肝肺脾经风湿热，久郁燥痒抓血津。"对于本病的临床症状、病因、病机描述甚详细。此处选消风散以疏风养血、清热除湿，加乌梢蛇增强祛风止痒之功，更外用苦参、黄柏、大黄、硫黄、姜黄、白矾、雄黄、薄荷脑，以清热除湿止痒、减少渗出，故其病得愈。

3. 老年性皮肤瘙痒症

某老妪，患皮肤瘙痒 1 年余，自服用"扑尔敏"后瘙痒可缓解。查：四肢见大量抓痕，而无任何皮损；舌苔薄白，上有裂纹，舌质红，脉沉细而数。诊断为老年性皮肤瘙痒症，以消风散加味治疗。处方为：荆芥 10g，防风 10g，蝉蜕 12g，大力 10g，生地黄 20g，当归 15g，地肤子 15g，白鲜皮 20g，薄荷 10g，乌梢蛇 12g，制首乌 20g，白芍 15g，甘草 6g。嘱服药 3 剂。1 周后，病人复诊，诉服药 2 天后开始不痒了，现已无不适，嘱再服药 3 剂，病愈。

本病多属于中医学之"痒证""风瘙痒"范畴，其病因为湿热蕴于肌肤，或血虚肝旺、生风生燥、肌肤失养而致，本方取生地黄、当归、制首乌、白芍以养血活血；荆芥、防风、蝉蜕、大力、地肤子、白鲜皮、薄荷、乌梢蛇以祛风止痒。全方祛风养血相参，故疗效显著。

对于皮损的外用法，笔者常用自拟八味止痒方：苦参 10g，黄柏 10g，大黄 10g，硫黄 10g，姜黄 10g，白矾 10g，雄黄 10g，薄荷脑 2g。上药研极细末，可做成软膏、洗剂、霜剂、糊剂、油剂，用于皮肤病的各种证型，效果很好，也是笔者中西医结合治疗皮肤病较成功的方法，如与无极膏混合外用、与植物油混合外用等。

 ## 栀子柏皮汤，经方之秘方

祖国山河真是好，一草一木皆是宝。这句话道出了中草药来源于民间，为老百姓治疗疾病带来了很好的疗效。我家周围生长着很多花草树木，自我记事起，就听到父亲说这是虎杖、那是吴茱萸、那是台乌、那是郁金，很多很多，算起来有四五十种之多，有些是自己生长的，有些是父亲从他处移栽过来的。现在回家看到，高的有女贞子树、乌药树、蔓延在地上或其他树上的有麦冬、金银花藤等，真是绿树成荫，草木皆药。记得我还在上中学时，父亲患了黄疸型肝炎（现在想来是甲型病毒性肝炎），全身黄染、纳差、乏力、溲黄，因当时家里经济拮据，父亲自采来虎杖、美人蕉根、田基黄、红过路黄（金钱草）、郁金，并在药房买来茵陈、栀子与上药同煎水服用，每天 4 次，每次服用 1 大碗（量多）。父亲服用 1 周，黄退大半，饮食增加，精神好，后服用上方半月而愈，至今未复发。这个方剂是笔者学医后父亲说的，他说草药药真味纯，治病效果很好，从此我就记下了这个药方。古人云："江南诸师秘仲景方而不传"，可知仲景方为秘方，然我个人认为中医本无秘方，但却有秘法。试观现今医书汗牛充栋，方剂多得数不胜数，而我们中医学子却还在苦苦追求秘方、验方，当千辛万苦得到一方拿来用时却效果甚微，有时怪献方者授予假方，我觉得究其原因，"法"少也，即不明医理，即使经方、时方都装在脑子里也无济于事。因此，学中医还有一个重要的问题是：悟。即孔子说的："学而不思则罔、思而不学则殆"。

数年后的某天，我在细读《伤寒论》时，其文云："伤寒身黄，发热，栀子柏皮汤主之"，忽思，此方与父亲当年采的几味草药治疗黄疸很是相似，然相差又甚远，遂悟出一方，即在当年父亲的草药方中与栀子柏皮汤合用，名为加味栀子柏皮汤，组方为：栀子15g，黄柏15g，茵陈40g，金钱草40g，败酱草30g，板蓝根30g，郁金15g，田基黄30g，虎杖30g，炙甘草10g。因美人蕉根不易买到，故去之。本方苦甘合剂，有清热退黄之效。主治阳黄，症见目黄、身黄，其黄如橘子色，小便短、黄、赤如茶色，伴有发热、口干、纳差、腹胀、便溏、胁痛口苦，舌苔黄腻，脉弦而数者。即现代医学的急慢性黄疸型肝炎、急性胆囊炎、胆石症等疾病用之多效。

经云："湿热相交，民病黄疸"。《金匮要略·黄疸病脉证并治》云："黄家所得，从湿得之"，故取栀子、金钱草清泄三焦之火，而通调水道，为治疗湿热黄疸的常用药；黄柏、茵陈、败酱草、板蓝根、田基黄、虎杖等苦寒之品，清热解毒利湿，湿去则黄退；再取郁金疏肝利胆退黄；炙甘草和中，以缓苦寒之性，不使苦寒之药损伤脾胃。诸药合用，热清湿去、脾胃健运，则黄疸可愈。笔者用此方时有些加减法，录于此供同仁参考。若纳差腹胀者加焦四仙（山楂、建曲、麦芽、槟榔）、厚朴、木香；若胁痛甚加金铃子散；若衄血者加白茅根、赤芍、茜草；临床更可与小柴胡汤合用效果颇佳。

曾治疗我村一村民，男，38岁，患黄疸1周，曾在我们镇医院查血液生化示：甲型病毒性肝炎。给予输液治疗3天（茵栀黄注射液等），症状无缓解，遂就诊于我处。刻诊：目黄、身黄、小便黄，纳差，乏力，大便微溏；舌苔黄腻，脉弦。处方为：栀子15g，黄柏15g，茵陈40g，金钱草40g，败酱草30g，板蓝根30g，郁金15g，田基黄30g，虎杖30g，炙甘草10g，焦四仙各10g，厚朴10g，木香10g。病人服药5剂。10天后复诊，黄疸有所减轻，纳增，精神较前好转。于上方继续服用 3 剂，黄疸基本消退，唯有目稍黄。遂处方为柴胡 10g，黄芩 10g，半夏 10g，太子参 15g，青皮 10g，陈皮 10g，白花蛇舌草 15g，郁金 10g，茵陈 20g，田基黄 20g，建曲 20g，炙甘草 6g。5 剂后复查甲肝病毒阴性。

　　总之，本方以栀子柏皮汤为基本方加味而成，为治疗湿热黄疸的有效方剂，我临床凡遇黄疸为主要临床表现者，皆以此方加味治疗，常取得较好的疗效。以上为个人所悟，不当之处，祈请指正。

 ## 升麻葛根汤，临床新用多

　　升麻葛根汤为《阎氏小儿方论》方，药如方名，由升麻、葛根、芍药、甘草组成。其功效解肌透疹，为治疗麻疹初起未发，或发而不透、身热头痛等症。笔者用本方治疗颈椎及头面部疾病效果较好，现就临床验案举例如下。

1. 颈椎骨质增生

　　某男，46 岁，从事文案编写工作数十年，近 2 年常感颈部疼痛，以后颈部酸痛为主，伴双上肢发麻，偶有头晕等不适症状，病人未予重视，很少服药治疗，近半月来感上述症状较前为重，故来就诊。在门诊做颈椎 X 线检查提示：颈椎骨质增生。查：舌苔薄白，舌质紫黯，脉弦实。处方为：升麻 12g，葛根 24g，白芍 24g，赤芍 24g，甘草 10g，伸筋草 30g。5 剂。病人 10 天后复诊诉：近几日已无颈部酸痛症状，现偶有上肢发麻等不适。嘱继续服药 5 剂，临床痊愈。

2. 颈椎间盘突出症

　　梁某，男，53 岁，间断头痛头晕，颈部疼痛 3 年之久。头痛以后枕部及颈部为主，伴有头晕，严重时有视物旋转，恶心、呕吐，曾在多家医院诊治。测血压正常，头颅 CT 检查未见异常，颈椎 CT 示：C_{5-6}、C_{6-7} 椎间盘突出。给予输液等药物治疗，症状可以缓解。近 3 年来上述症状反复发作，严重时需住院治疗，症状方可缓解，近 1 个月来发作较为频繁，后经朋友介绍来我处就诊。其人体形稍胖，现主诉头枕部及颈部酸痛，查舌苔薄白，中有少许裂纹，舌质紫黯，脉弦数。处方为：升麻 12g，葛根 30g，白芍 30g，赤芍 30g，乳香 6g，丹参 20g，黄芪 30g，姜黄 12g，桑枝 30g，伸筋草 30g，枸杞子 15g，甘草 10g。5 剂。病人于 10 天后复诊，诉症状有所改善，服药期间未再头晕，上方见效，嘱继续服药 10 剂。再诊，病人诉现已无不适，后以六味地黄丸加味善后，随访半年，病未复发。

3. 肩周炎

这个病人是一个典型的五十肩，患者为一男性，52 岁，诉右侧肩周疼痛 1 年，活动受影响，以阴雨天尤为明显，曾服用"英太青"，外用膏药可取暂时之效。近几日发作，就诊于笔者处，查舌脉无异常。处方为：升麻 12g，葛根 24g，白芍 24g，赤芍 24g，乳香 6g，川乌 5g，姜黄 12g，桑枝 30g，伸筋草 30g，甘草 10g。患者服药 5 剂，症状较前好转。嘱继续服药 10 余剂，诸症消失，临床痊愈。

4. 三叉神经痛

患者龙某，女，45 岁，诉右侧面颊部疼痛半年，疼痛呈阵性发作，刀割样疼痛，每次发作几分钟即过，常在说笑或擦脸时发作，曾在多家医院诊治，诊断为"三叉神经痛"，建议手术治疗，患者因惧怕手术，间断服用"卡马西平、维生素 B_1"等药物治疗，症状仍反复发作。偶来我处治疗感冒，谈及此病，说现在每日或隔日发作 1 次，很为痛苦，我劝其服用中药治疗，病人半信半疑问道：有效吗？我说吃几剂中药看看。查舌苔脉象无异常。处方为：升麻 12g，葛根 24g，白芍 30g，赤芍 30g，白芷 15g，全蝎 6g，蜈蚣 3 条，

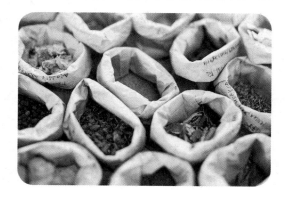

僵蚕 15g，甘草 10g。3 剂。1 周后病人来诊，诉自服药后第 3 天开始未再发作，要求继续服用上药治疗，遂以上方继续服用，病人共服药 10 余剂，诸症若失，随访半年内未再发作。

升麻葛根汤虽为解肌透疹之剂，但从其药物组成来看，升麻辛、甘，微寒，为散阳明风邪、升胃中清阳，有载诸药上行的作用，如普济消毒饮之升、柴即取此功；葛根甘辛凉，有发表解肌之功。《伤寒论》中葛根汤证云："太阳病，项背强几几，无汗恶风，葛根汤主之"，可知葛根为治疗项背强几几之要药，且以葛根名方。现代医学研究，葛根能扩张脑、冠状动脉血管，增加脑、冠状动脉血管的血流量；白芍、甘草，这里取芍药甘草汤酸甘复阴、缓解疼痛之功。诸药合用，再兼以辨证准确，取效颇佳，亦为笔者治疗颈肩头面部疾病之常用方剂。

 跌仆损伤方，血府逐瘀汤

笔者开诊所时，因是农村，临床经常碰到跌仆损伤，几乎每 3 ～ 5 日可遇到此病，而农村多喜服用汤药治疗，又因家父习武，故擅跌打损伤之疾的诊治，今不揣肤浅，就临床治疗此病的一点经验与同道交流。

跌仆损伤，或伤于肢体，或伤于头面，或伤于胸腹部，我所治疗之症，多以局部青紫、肿胀、疼痛，甚则影响功能活动为主者，多以加味血府逐瘀汤治疗，取效颇佳。处方为：桃仁 12g，红花 12g，生地黄 15g，赤芍 24g，全当归 24g，川芎 15g，柴胡 12g，枳实 15g，怀牛膝 15g，延胡索 15g，乳香 9g，没药 9g，甘草 10g。水煎取浓汁温服，每日 3 次，一般 2 ～ 3 剂痊愈。若瘀血甚、大便闭结者，加酒大黄 12g。若瘀肿较重者，用活血膏外敷，效果甚好，临床未有不愈者。

血府逐瘀汤为王清任《医林改错》之名方，有活血祛瘀、行气止痛之功，为治疗"胸中血府血瘀"所致诸症而设。本方去桔梗，加延胡索、乳香、没药而成，更增强活血化瘀之功，为治疗跌仆损伤的有效方剂。

　　一青年女性，下楼梯时扭伤脚踝，次日脚踝肿大疼痛，只能跛足而行，邀笔者前往诊治，查左脚踝肿大、青紫，局部压痛，不能行走。察色按脉无异常，遂开上方原方1剂，次日疼痛明显减轻，嘱再续服上方1剂而愈。笔者后用此方于临床，愈人无数，皆赞此方之神奇，但苦于此汤药难咽。

　　活血膏：血竭30g，乳香20g，没药20g，土鳖虫20g，川芎30g，急性子20g，延胡索20g，肉桂15g，樟脑5g，公丁香15g，地龙20g，冰片5g，儿茶20g，天花粉20g，白及20g，明矾20g，川椒10g，生半夏20g，川乌20g，草乌20g，生南星20g。上药研极细末，与蜂蜜调成糊状，摊于纱布上敷于患处，绷带固定，3～5日换1次。此方笔者也常用于椎间盘突出、骨质增生、关节炎疼痛等证，取效颇佳。

 # 芍药甘草汤，腿抽筋专方

　　忆及父亲的一武术师傅，擅长医术，有疗脚转筋之秘方，多以散剂给人服用，效若桴鼓，其父亲以重金买之，后传予我父亲，乃"芍药、甘草"组成。后学习了《伤寒论》之后，方知此方治病的功效。正是"江南诸师秘仲景要方而不传"。

　　后自己开诊所后，多遇到此病，以此法愈人较多。记得一青年男性，小腿抽筋半年之久，曾服用"乐力钙"治疗，乏效，后来我处治疗。刻诊：近1周小腿抽筋较前加重，以

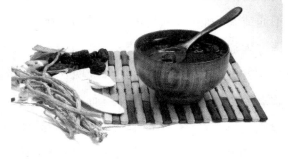

左侧为主，每天夜晚发作，抽搐时伴小腿疼痛，不敢活动，次日觉左下肢无力；舌苔薄白，脉缓弦。遂给予：芍药30g，炙甘草15g，2剂，病人初疑药太少是否有效，我说先服用2剂以观疗效，4天后患者高兴来诊，说服药期间未再发作，要求再开药，遂以上方5剂，病愈。

芍药甘草汤出自《伤寒论》29条之下，原文谓："伤寒脉浮，自汗出，小便数，心烦，微恶寒，脚挛急，反与桂枝欲攻其表，此误也，得之便厥，咽中干，烦躁吐逆者，作甘草干姜汤与之，以复其阳，若厥愈足温者，更作芍药甘草汤与之，其脚即伸。"体现了本方酸甘复阴、缓急止痛之功。脚抽筋，多发于夜间，夜为阴，夜间发病，多阴血不足，不能濡养筋脉，故脚挛急。此芍药，酸苦微寒，养营和血，而擅缓解拘急之功；炙甘草甘温，补中缓急。二药合用，酸甘化阴，阴复而筋得所养，则脚挛急自伸。

笔者以此方，或加木瓜、伸筋草舒筋止痛。若加当归补血汤治疗血虚甚者，效果很好。总之，用方需辨证，辨证准确后再选方，在基础方的基础上再适当的加减，多有良效。

 ## 当归四逆汤，痛经效更良

痛经这个病，临床较为常见。《中医妇科学》上说："妇人经期，血海由满盈而泄溢，气血盛实而骤虚，导致子宫、冲任气血运行不畅，或失于煦濡，不通或不荣而痛，其病因多为气滞血瘀、寒凝血瘀、湿热瘀阻、肾气亏损所致"，选方因症而施。

2002年，笔者有幸拜读《陈瑞春论伤寒》一书，以及听到他的讲座（视频），陈老说："痛经多为血虚肝寒，而瘀血者较少，寒凝则血瘀而痛，用当归四逆汤，重则加吴茱萸，有一剂知二剂已。"后笔者多以此法此方治疗本病，效果很好。

梁某，女，23岁，未婚，病人患痛经之疾5年，曾服药无数，均乏效。

后经好友介绍来我处就诊。刻诊：每月必有痛经，伴腰痛，小腹冷痛，月经颜色、经量正常，但每次月经延期 10 天左右，有每月 2 次月经之感觉，颇为苦恼。查舌苔薄白，脉沉细。遂以当归四逆汤加味治疗。处方为：当归 24g，白芍 15g，赤芍 15g，桂枝 15g，大枣 12g，细辛 6g，木通 10g，吴茱萸 6g，生姜 3 片，鸡血藤 15g，丹参 15g，香附 15g，炙甘草 6g。病人服药 5 剂，月经至，自觉痛经症状明显好转，但月经仍然延期 10 天，后以加味逍遥散治疗，病愈。

记得笔者跟师时，老师治疗痛经的常用方是以桃红四物汤加味治疗，常取得较好的疗效。师认为，痛经多为瘀血兼寒邪凝滞所致，故组方为：当归 24g，川芎 15g，生地黄 15g，桃仁 10g，红花 10g，苏木 12g，赤芍 15g，吴茱萸 9g，小茴香 12g，乳香 6g，没药 6g，延胡索 15g，五灵脂 15g，细辛 6g，香附 15g，桂枝 12g。此方临床可以参考用之。

宫外孕一例，中西治疗良

当归芍药散由当归、白芍、白术、茯苓、泽泻、川芎组成，本方出自《金匮要略》，原书云："妇人怀妊，腹中绞痛，当归芍药散主之。"笔者用本方与西药治疗宫外孕 1 例，效果较好。

一青年女性，诉下腹疼痛，伴阴道少量出血 3 天。病人自服药物治疗效果欠佳，遂到某医院就诊，查血绒毛膜促性腺激素（hCG）明显增高（具体数值已记不清），B 超见子宫外孕，医师建议患者住院治疗，恐大出血的可能，患者因经济原因拒绝住院。回家后病人来我处诊治，给病人及家属讲清病情的严重性，随时有大出血危及生命的风险，病人家属仍坚持在我处治疗。对于这个病的治疗笔者没有经验，在查阅相关资料后，建议病人中西医结合治疗，病人及家属同意。

刻诊：病人精神不振，下腹痛、痛处固定，拒按，阴道少量出血，血为黯褐色，观舌苔薄白微腻，查脉弦滑。《金匮要略》云："妇人宿有癥病，经断未及三月，而得漏下不止，胎动在脐上者，为癥痼也……。所以血不止者，其癥不去故也，当下其癥，桂枝茯苓丸主之"。后世多用本方治疗宫外孕，有一定的效果。又看到《医方新解》中的宫外孕方，其方为活络效灵丹减去当归，加入桃仁、赤芍、三棱、莪术而成，据报道用于治疗宫外孕收到较好疗效。但金匮云：妇人怀妊，腹中绞痛，当归芍药散主之。焦树德在《方剂心得十讲》中说："主治妇人腹中绞痛和妇人腹中诸痛……，我常用本方治疗妇人腹中绞痛、钝痛、抽痛、刺痛等各种腹痛症。"因思病人为妊娠期间病，故选当归芍药散加味治疗。方为：当归 24g，白芍 24g，赤芍 24g，白术 12g，茯苓 15g，泽泻 15g，川芎 9g，延胡索 15g，川楝子 9g，乌药 12g，蒲黄 15g，五灵脂 15g（剂量借助于焦树德先生经验）。嘱服药 3 剂，并每日肌内注射甲氨蝶呤 10mg。连续 7 天，以观疗效。病人经上述治疗后第 5 日，腹痛明显好转，阴道未再出血。并于第 7 日复查血绒毛膜促性腺激素（hCG）已恢复正常，嘱继服上药 3 剂，病愈。在复查血 hCG 后，医院妇科医师甚为惊讶，说好得如此之快。我想，这正是中西医结合治疗疾病的优势所在。

笔者用此法治疗本病，能够治愈，实属患者因经济原因无耐而致。也说明中医不是"慢郎中"，中医治疗急症疗效是肯定的。

马钱子之用，炮制有良法

生马钱子苦寒有毒，为追风毒散血热之品，必须炮制后药用，但如果炮制不当易于中毒，且临床效果不好。《中药学》上说马钱子有两种炮制方法，一是沙炒，二是油炸，我觉得此法虽可去毒，但临床效果不好。笔者有一法，为我父亲所授，因我父亲习武，善用此药疗跌扑损伤，故有此经验。我父亲说，此为秘法，多不示人，笔者不愿自秘，现将此秘法公之于众，供同仁临床参考。

取生马钱子 2kg，童便适量，将马钱子放于一木桶内，将童便倒入，高出药面 10 公分，浸泡 49 天，取出，滤过，将药物上之绒毛用小刀刮掉（需仔细刮），然后再切成细条，放于屋外日晒夜露 120 天，但不要淋雨，再用泥土炒上药，后研末备用。童便（人中白）疗跌仆损伤效果非凡。10 岁以下儿童的尿，其味咸，性寒，能滋阴降火、凉血散瘀，为血中之要药。明代薛己曾说："予在居庸见覆车被伤亡人，仆地呻吟，俱令灌此，皆得无事。凡一切伤损，不问壮弱及有无瘀血，俱宜服此。"《外科发挥》对此也颇赞叹，认为"童便不动脏腑，不伤气血，万无一失，军中多用此，屡试有验。"《本草从新·卷十八》中说："凡跌打损伤、血闷欲死者，以热尿灌之，下咽即醒，一切全疮受杖并且用之。"笔者跟师时，曾听老师言童便疗跌仆损伤之功甚佳，有街上小偷者，被打得"五劳七伤"（形容词，言周身瘀血肿痛），又不敢进医院，自己爬到厕所里，饮用尿槽里的小便，痛饮至腹中饱胀，次日可愈。此说，虽为民间所传，但也证明此物疗伤却为佳品。

此法炮制的马钱子，对于治疗跌仆损伤、风湿痹痛疗效很好，笔者多与枳实同用，其效果更增一筹。其枳实的炮制方法为：用童便浸泡 7 天，取出用水洗净，阴干研细末，将马钱子与枳实的量按 1∶2 混合即可，也可炼蜜为丸。成年人每次 2g，不超过 8g，每天 3 次，儿童酌减，本方对于跌仆损伤、风湿关节疼痛有较好的疗效。

 ## 桑树全身宝，赛过花木草

我的家乡在丝绸之都——南充，这里的人们素以养蚕为其副业，是当地重要的经济来源。养蚕必以桑叶为其食，别无他食。而我就生长在桑树密林的农村。记得小的时候，我们几个小伙伴会在 5 月份到桑叶茂盛的桑树上摘"桑果"（桑椹）吃，不管是蚂蚁爬过，还是鸟儿啄过，我们都不会顾忌这些，要将肚子吃过半饱、嘴唇吃得发乌才回家。在我慢慢懂事后，我的记忆里是老百姓有伤风咳嗽时，总要采桑皮或采摘桑叶回来和紫苏、肺筋草、枇杷叶熬水喝，治疗咳嗽很好。从那时起，桑树在我幼小的心灵里留下了美好的印象。

从接触中医开始到如今步入中医之门10余年，我对桑树颇为"情有独钟"，君不见，桑树全身皆是宝，有桑叶、桑枝、桑白皮、桑椹，还有与桑叶有关的僵蚕、蚕沙皆与此相连，且这几味药是临床上较为常用的中药，用好了，效果很好。我们来看看这几味药在临床上的运用。

桑叶，苦、甘，寒，归肺、肝经，本品多于霜降后采收，其功效疏风散热、清肝明目，蜜炙后有润肺止咳之功。吴鞠通在《温病条辨》中说："桑树得箕星的精英之气而生长，箕星得青龙七宿的末一宿，故箕星好风，风气通于肝，所以桑叶善平肝风，且桑叶气味芳香、有细毛、横纹脉络较多，所以亦能走肺络而宣肺气。"吴氏用桑叶于桑菊饮、桑杏汤治疗咳嗽效果很好。我个人理解，叶多为轻清上浮之品，且肺居于上，故多入肺，笔者于上二方中均加入枇杷叶，效果更好。笔者跟师时见老师治疗眼疾多用此物，取得较好的疗效，方为：柴胡10g，赤芍15g，龙胆草12g，蝉蜕10g，桑叶15g，木贼12g，密蒙花12g，菊花15g，甘草10g。本方多取夏季生长旺盛之物，用于治疗肝胆之热所致的目赤而痒、眼眵较多、口苦溲赤、舌苔黄者，效佳。而桑麻丸为临床常用的方剂，本方出自于《医方集解》，由桑叶、黑芝麻、白蜜组成，为滋肝肾、清头目、除风湿之方。用于治疗阴虚血燥，头晕眼花，久咳不愈，津枯便秘，风湿麻痹，肌肤干燥等症。汪昂言本方能祛病延年，驻容颜之功。这里取桑叶之甘寒，甘能补血，寒能凉血，甘寒相合，下气而益阴，经霜降后取其清肃之气而明目；老叶者取其气全味厚，黑芝麻甘平色黑，益肝补肾、填精髓、润脏腑，故能治疗虚风眩晕。

桑白皮，本品需刮去外面黄棕色粗皮，去掉中间的木心，取中间白皮为佳。本品甘寒，归肺经。其功泻肺平喘，利水消肿。其中桑白皮汤、泻白散为临床常用之方。五皮饮中的桑白皮取其利水消肿之功。笔者常用桑白皮汤加味治疗痰热遏肺所致的喘咳气涌，胸部胀痛，痰多黏稠色黄，或夹血色，伴胸中烦热，身热，有汗，渴喜冷饮，面红，尿赤，便秘；苔黄或腻，脉滑数者。常用的方剂为：桑白皮18g，黄芩15g，黄连9g，栀子15g，杏仁15g，川贝母9g，半夏15g，紫苏子15g，全瓜蒌18g，鱼腥草20g，石膏40g，麻黄绒10g，甘草10g，桔梗15g。笔者认为本方为治疗痰热咳喘、水饮内停、胀满喘急、外感风热之邪者，而小青龙汤为治疗痰饮咳喘，而以寒为主者，可知本方与小青龙汤，一热一寒，相互对应。我多以此方治疗慢性支气管炎、支气管哮喘属于痰热遏肺者，而以小青龙汤治疗属于痰饮内停、外感风寒者多效。

桑枝，微苦，性平，归肝经，本品为桑树的嫩枝，犹如人之肢节，且桑枝为上行之物，故多用于治疗上肢关节疼痛，如桑枝膏丸治疗上肢麻木疼痛等症状。现在医家多以此物加入治疗痹症的方剂中，以祛风湿、利关节，并引药直达病所。笔者用此物常加入其他方剂中治疗颈肩部疾病，或加入桂枝加葛根汤中，或加入升麻葛根汤中，或加入蠲痹汤中，或加入羌活胜湿汤中，临床应辨证选方，不可执一方统治颈肩部疾病。

桑椹，甘酸，微寒，归心、肝、肾经，其色黑，形如肾，多汁，为滋阴补血的良药。临床用于治疗阴血不足所致的眩晕耳鸣、虚烦失眠、须发早白，如桑椹膏、首乌延寿丹。更可用于治疗阴虚津少，消渴口干及肠燥便秘等症。具现代药理研究，本品具有增强免疫力、促进血细胞生长、降血糖、降血脂抗氧化及延缓衰老等作用。

僵蚕，本品是家蚕的幼虫在未吐丝之前，因感染白僵菌而发病致死的僵化虫体，因蚕之主食为桑叶，得桑叶之气，故其有平肝息风、化痰散结之功，并有镇痛止痉的作用，临床用于治疗惊风、癫痫等疾病所致的痉挛抽搐之症、风中经络、口眼歪斜，如牵正散，并用于治疗风邪所致头痛、目痛、咽痛，风疹瘙痒等。菊花茶调散、六味汤，可用于治疗瘰疬痰核，我多以消瘰丸加本品治疗颈部痰核，效果较好。有报道本品研细末，每次服用3g，每天3次，饭前白开水送服，2个月为1个疗程，治疗糖尿病效果较好。

蚕沙，家蚕蛾幼虫的干燥粪便，本品得桑叶之气最全，其味甘、辛，温。归肝、脾、胃经，有祛风除湿、和胃化浊、活血通经的作用。主治风湿痹痛，肢体不遂，湿疹瘙痒，湿浊内阻而致的吐泻转筋。蚕矢汤取本品为君，为治疗霍乱转筋之要药。其中吴鞠通的宣痹汤取蚕沙化浊道中的清气，与诸药合用，共奏清热除湿、通经和络之功。

总之，桑树生长于春夏之季，其叶入肺以疏风清热、宣肺止咳；其枝入肢体关节，以祛风湿、利关节；其皮入肺，以治痰热咳喘、水饮停肺；其果入心、肝、肾，滋阴补血；其饲养之蚕，入肝、肺、胃，主以祛风化痰，其桑叶经蚕之胃肠后，有化浊道中的清气之功。正是：桑树全身皆是宝，赛过山中花木草。民间此物遍山有，医病疗伤易于找。

 宁治十男子，莫治一妇人

寇宗奭说："宁治十男子，莫治一妇人。谓妇人之病多不易治，因为妇人幽居情郁，忧恚爱憎多疑，所怀不遂，性执偏拗，诊时又不令医师观形、望色、闻声、问病。"然随社会主义国家的改革开放，男女思想的开放，此说在如今看来是没有了，但如今的不洁性生活史、年轻女性对辛辣之品的摄入较多所导致的疾病，使妇人之疾病更难治矣。妇人疾病的经、带、胎、产、杂病中的带下病临床较为常见，现就此谈谈我个人治疗此病的一点临床经验与体会。

带下病是指带下明显增多或减少，色、质、气味发生异常，临床常伴有全身或局部症状者。这里所讨论的带下病是指带下过多而言。白带属于人体的津液，是机体正常液体，对阴道有滋润濡养的作用，正如《灵枢·五癃津液别》中说："津液各走其道，……其流而不行者为液。"《灵枢·口问》

又说："液者，所以灌精濡空窍者也。"而本病发生即由湿邪伤及任带二脉，使任脉不固、带脉失约发病。《女科证治约旨》中说："阴中有物，淋漓下降，绵绵而下，即所谓带也。"《医宗金鉴·带下门》说："带下劳伤冲与任，邪入胞中五色分。"即说明了带下是由于劳伤冲任，邪气入于胞中，或为湿热，或为寒湿，带下有五色之分，而临床上白带较为多见，湿邪是导致本病的主要原因，但湿邪有内外之分，脾失健运、水湿内停为其一；肾阳虚衰，气化失常，水湿内停为其二；肝郁侮脾，肝火夹脾湿下注为其三；外湿多因久居湿地，或涉水淋雨，或不洁性交，以致感受湿邪。治疗上则宜健脾益气、温肾固摄、清热除湿。然带下虽有五色之分，但我最常用的方子是龙胆泻肝汤加味，或补中益气汤加味治疗，取效颇佳。正如《医学心悟》中说："带下之症，方书以青、黄、赤、白、黑，分属五脏，各立药方。其实不必拘泥，大抵此证脾虚有湿。脾气壮旺，则饮食之精华生气血而不生带。脾气虚弱，则无味之实秀生带而不生气血。"且程钟龄用五味异功散加味治疗，投之多效，就是此理。

一青年女性，27 岁，诉白带增多呈黄色近半年之久，有少许臭味，并感腰痛，曾在外院做腹部 B 超检查提示：盆腔积液。曾以"盆腔炎"输头孢曲松钠、替硝唑治疗 1 周，症状有所改善，但停药数日后症状再发，经朋友介绍来我处就诊。现症：黄带较多，有臭味，伴腰隐痛；舌苔黄，微腻，脉滑数。处方为：龙胆草 15g，栀子 15g，黄芩 12g，柴胡 10g，生地黄 15g，当归 12g，泽泻 20g，车前子 15g，木通 10g，黄柏 12g，芡实 20g，白果 12g，甘草 6g。5 剂。病人服药 10 天后复诊，诉黄带明显减少，已无臭味，但仍有腰痛，且服药后有腹泻，每日解黄色稀便 2～3 次，舌苔薄黄，脉滑，仍以龙胆泻肝汤加味治疗，处方为：龙胆草 12g，栀子 15g，柴胡 10g，生地黄 15g，当归 12g，泽泻 20g，车前子 15g，芡实 20g，黄柏 12g，续断 15g，桑寄生 15g，炒山药 30g，甘草 6g。病人服用上方 5 剂，复诊时诉目前已无不适症状，后以参苓白术散加味治疗 5 剂，以资巩固。

《傅青主女科》中说："女子带下有五色之分，即青、赤、黄、白、黑带下。其中，黄带乃任脉之湿热也。"本案之带下，为肝经湿热之邪下注于足厥阴经脉而致黄带，故取龙胆泻肝汤合易黄汤加味治疗取效，病人服药后腹泻，为脾气虚弱所致，故后以参苓白术散收功。

崔某，女，40岁，来我处诊治。主诉头晕、乏力、腰痛半个月，后经仔细详问，病人诉近半个月白带明显增多，为白色，多时如水下，每日必换内裤数次，曾在外诊所服药治疗，症状无缓解，故来我处就诊。现除上述症状外，并感纳差，饭后感轻微腹胀；舌苔白，微腻，舌边有齿痕，脉细弱，遂处方为：党参15g，红参12g，黄芪30g，白术15g，陈皮12g，升麻9g，柴胡9g，当归15g，龙骨30g，牡蛎30g，白果12g，山药30g，海螵蛸15g，芡实30g，炙甘草10g，5剂。病人服用上方10天，复诊，诉上述症状有缓解，白带量明显减少，精神较前好转，唯有腰痛依然，遂仍以补中益气汤加味治疗。处方为：党参15g，黄芪30g，白术15g，陈皮12g，升麻9g，柴胡9g，当归15g，龙骨30g，牡蛎30g，白果12g，山药30g，杜仲18g，续断18g，桑寄生18g，炙甘草10g。嘱服药10剂，病人服药后临床告愈。

此案，我一听主诉，似乎考虑心脑疾病，后细细问来才知道是带下症，恰如张景岳先生的《十问歌》"一问寒热二问汗，三问头身四问便，五问饮食六问胸，七聋八渴俱当辨，九问旧病十问因，再兼服药参机变。妇人尤必问经带，迟速闭崩皆可见，再添片语告儿科，天花麻疹全占验。"临床诊治疾病决不能马虎。本案为气虚下陷所致带下，取补中益气汤加味治疗，辨证准确，施药无误，故取效颇佳。正如唐容川先生所说："妇人带下是带脉病，乃脾失冲和，不能制水，带脉受伤，注于胞中，因发带证，白浊污染，治之和脾利水，治脾既是治带。"这确实是经验之谈，对我们临床用药很有指导意义。

《金匮要略》云："妇人阴寒，温阴中坐药，蛇床子散主之。"本节指出寒湿带下的治疗方法。王渭川老中医师其法，用蛇床子30g，枳壳30g，黄芩9g，黄柏9g，椒目20粒。煎汤外洗炎性白带，效果很好。此方笔者常借用于临床，亦取得较为满意的疗效。

总之，笔者治疗带下一病，若为湿热者，取龙胆泻肝汤和易黄汤加味，以清热止带、健脾燥湿；若为热毒蕴结者，加败酱草、鱼腥草、土茯苓；若为脾虚气弱所致带下，取补中益气汤合清带汤加味，以健脾益气止带；若肾阳虚者，于上方加菟丝子、杜仲、桑寄生、续断；若阴虚者加枸杞子、龟甲。当然，适当的外治法，以及服药期间禁房事、少辛辣，这些对于此病的早日康复也有临床意义。

 ## 颠倒木金散，胸胁疼痛方

四川有句话说："三年抓抓匠，识病能开方。"也有人认为，中医在药不在医，只要能背得汤头，熟悉药性，即可治病救人。此说虽有些片面，但只有熟悉、掌握了治病救人的"武器"，才能得心应手、临证不乱。正如古人说"用药如用兵"既是此理，若要做到胸有成竹，必明医理。笔者临床处方用药，多以经方、时方、自拟方为常用，或合用，或单独使用，多建功效。在这里谈谈颠倒木金散在临床上的运用。

颠倒木金散，其组方为木香、郁金。在《医宗金鉴•杂病心法要诀》中有较为详细的论述，书云："胸痛气血热饮痰，颠倒木金血气安，饮热大陷小陷治，顽痰须用控涎丹。"胸痛之症，须分清属气、属血、属痰饮、属老痰。若气郁痛者，以倍木香，属血郁痛者，以倍郁金。上二味药为末，老酒调服。现代多以本方为汤剂，加入其他方剂中合用，其效果更佳。《熊继柏医案实录•胸痹心痛案》中，熊老以此方与枳实薤白桂枝汤加味治疗胸痹心痛，加入姜黄，又名为姜黄颠倒散，与逍遥散合用增强其解郁疏肝之功；与加味温胆汤合用，以治痰热瘀血互结之心悸等症；与小陷胸汤合用，以治疗痰热所致胸闷、胸痛等症；与丹参饮合用，以活血行气之功。笔者临床亦爱用此方，现举案例一二证之。

病案一：刘某，男，46岁，诉心慌、胸闷、气短1年，以活动或生气后症状发作或加重，病人曾经西医治疗，诊断为 2 度房室传导阻滞，给予服药治疗，症状时好时坏，迁延不愈。因病人长期居住高原，医师及家人劝其回内地工作。偶来我处就诊，诉及此事，劝其服用中医治疗，病人惊讶地问我：中医能行吗？我经多次住院输液和口服药治疗皆无效。在劝说下抱着试一试的态度，并诉经常失眠。查口唇发绀，舌苔白，舌质紫黯，脉弦涩。处方为：党参 20g，黄芪 30g，桂枝 15g，龙骨 30g，牡蛎 30g，木香 10g，郁金 20g，石菖蒲 15g，炙甘草 10g，炒酸枣仁 20g。嘱服药 5 剂，以观疗效。病人 10 天后复诊，高兴地说，中药效果很好，要求继续服药治疗，再以上方不变，给予 10 剂，并加三七粉 3g，每天 3 次，与上药同服。后患者共服用中药月余，诸症消失，嘱患者间断服用三七粉，后随访近 1 年，上述症状未再发作。

《伤寒论》原文谓："发汗过多，其人叉手自冒心，心下悸，欲得按者，桂枝甘草汤主之。""火逆下之，因烧针烦躁者，桂枝甘草龙骨牡蛎汤主之"。心悸是指心中急剧跳动，惊慌不安，不能自主为主要临床表现的一种病症。本案例属于气虚血瘀致病，取参芪桂甘龙牡汤加颠倒木金散，以温通心阳、行气化瘀，故取效。

病案二：尚某，为一青年男性，来高原半年，常感胸闷，偶有心前区疼痛，伴失眠，曾做心电图和心脏超声未见异常，只能靠安定片才能入睡，来诊时，精神尚可，查舌苔黄，微厚腻，脉细。处方为：半夏 15g，茯苓 15g，陈皮 12g，枳实 12g，竹茹 15g，黄连 9g，黄芩 10g，石菖蒲 15g，炒酸枣仁 20g，首乌藤 30g，龙骨 30g，牡蛎 30g，木香 10g，郁金 20g，炙甘草 6g。5 剂。病人复诊时，诉症状明显好转，嘱继续服用上方。病人服药 10 剂时，因工作原因只能停药，嘱服用三七粉，每次 3g，每天 3 次，数月后来我处治疗感冒，问及上述疾病，病人诉三七粉服用 3 个月后未再服用，现已经无不适症状。

《医学衷中参西录·论心病治法》："有其惊悸恒发于夜间，每当交睫甫睡之时，其心中即惊悸而醒，此多因心下停有痰饮，心脏属火，痰饮属水，火畏水迫，故作惊悸也，宜清痰之药与养心之药并用。"此案为痰热之患，故以芩连温胆汤合颠倒木金散治疗而取效。

病案三：一妇人，年 38 岁，诉左侧乳房及胁肋部疼痛 3 个月，多在生气后发作，做 B 超检查提示：乳腺小叶增生。自服乳癖消、逍遥丸治疗，症状未见好转，就诊于我处。问及月经情况，诉月经期间多有痛经，月经量少，呈紫黑色，触及乳房包块有鸡子大小。查舌苔薄黄，脉弦细。处方为：柴胡 12g，白术 12g，茯苓 15g，当归 15g，赤芍 15g，木香 15g，郁金 15g，鸡血藤 20g，川楝子 9g，延胡索 12g，甘草 6g。3 剂，病人服药 1 周后复诊，诉疼痛稍有缓解，但乳房仍有包块。上方见效，于上方加橘核 15g，10 剂。复诊时，乳房包块变小，后服用上方 2 个月，无疼痛症状，乳房包块有蚕豆大小，后再给予上方为散剂服用月余，包块消失，临床告愈。

此案属于中医学之"乳癖""乳核"等疾病，多因肝脾不和、气滞痰郁而成，治疗以逍遥散舒肝和脾为其正治之法，故而取效。

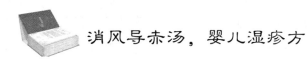

消风导赤汤，婴儿湿疹方

婴儿湿疹又称"奶癣"，是婴幼儿时期常见的一种皮肤病，是 1—2 岁的婴幼儿常见的过敏性皮肤病，患儿常有家族过敏史，且多见于人工哺乳的婴儿，大多发生在面颊、额部、眉间和头部，严重时躯干四肢也会出现。此病临床较为常见，忆及 1999 年，笔者刚从学校走出来，在我市中医院实习，有幸遇老中医严吉太（是当地有名的中医），年近 70，擅长于中医外科的诊治，每日上午坐诊，门庭若市，接诊病人多为皮肤疾病，我有幸跟师于严老，并于旁抄写处方。其中治疗婴儿湿疹多以一个处方治疗，屡屡起效，严老于稍空闲时说："此方为消风导赤汤，出自于《医宗金鉴》，你们可以多看看这本书。"笔者后临床以此书为案头常读之书，且收获较多。现将此病治疗之经验笔录于此，分享于同仁。

婴儿湿疹，其发病的原因多由于禀性不耐、脾胃运化失职、内有胎火湿热、外受风湿热邪，两者蕴阻肌肤而成，或因消化不良、食物过敏、衣服摩擦、肥皂水洗等刺激而诱发，正如《医宗金鉴·外科心法要诀》称本病为胎敛疮，歌诀为："敛疮始发头眉间，胎中血热受风缠，干痒白屑湿淫水，热极红晕类火丹。"并又名为奶癣，痒起白屑，形如癣疥，由胎中血热、落草受风缠绕，或误用烫洗，皮肤起粟，瘙痒无度，黄水浸淫，延及遍身，发为此病，并指出皆可服用消风导赤汤治疗。组方为：生地黄 12g，赤茯苓 12g，牛蒡子 6g，白鲜皮 12g，金银花 12g，南薄荷叶 9g，木通 6g，黄连 6g，甘草 3g，灯心草 3g（剂量为我常用剂量，可供参考）。本方为导赤散加味而成，生地黄凉血滋阴以制心火；赤茯苓、木通利水通淋利湿；牛蒡子、金银花、白鲜皮、薄荷、黄连清热解毒以利湿，加灯心草清心经之热。诸药合用，共奏清热除湿、祛风止痒之功。在这里录用《医宗金鉴》的歌诀，以备临床运用。

　　消风导赤医胎敛，疏风清热蒡黄连，白鲜生地赤苓薄，银花灯草木通甘。

　　2002 年春季，一婴幼儿，10 个月，自半岁开始患湿疹，曾在县医院治疗，诊断为婴儿湿疹，给予口服异丙嗪，用激素软膏外搽等治疗，症状可以好转，但反复发作，后来我处治疗。患儿较胖，眉间、面颊、额部见红斑、丘疹，结痂，结痂处为黄色，有少许液体渗出，爱哭闹，小便黄，大便正常；舌苔黄，微腻，指纹风关紫红。治疗给予：生地黄 10g，赤茯苓 10g，牛蒡子 6g，白鲜皮 10g，金银花 10g，薄荷 6g，木通 3g，黄连 3g，蝉蜕 5g，甘草 3g，灯心草 2g。3 剂。并外用氧化锌 3g，兑入蛋黄油中外搽，每天 3 ～ 5 次。1 周后复诊，病儿皮损明显好转，红斑丘疹明显消退，有少许结痂，不爱哭闹。效不更方，嘱继续以上方 2 剂，外用方不变，药后病愈。

　　当然，治疗本病，除合理的药物治疗外，还要配合适当的护理是很有必要的，如勤剪指甲，以免婴儿自己搔抓导致感染；衣被不要包裹过多，贴身衣物可选用纯棉或真丝制品；禁食辛辣、腥膻、刺激性及高油腻饮食，如葱蒜、韭菜、辣椒、香菜等；避免使用热水、肥皂、沐浴液、洗发水等含有香料的洗涤品，用温清水洗澡。正如《医宗金鉴·外科心法要诀》云："乳母俱忌河海鱼腥、鸡、鹅、辛辣动风、发物、缓缓自效。"

驱风散热饮，天行赤眼方

　　天行赤眼这个病，在民间称之为"红眼病"，临床以白睛赤脉突然布绕、畏光流泪涩痛为主要临床表现，并具有流行传染特点的眼科常见病症。多发于夏秋两季，双眼同病居多。本病相当于西医的急性传染性结膜炎，或流行性结膜角膜炎。正如《审视瑶函》中说："暴风客热忽然猖，胞肿头疼泪似汤，寒热往来多鼻塞，目中沙涩痛难当。"此对天行赤眼的病因及临床症状有高度概括。总之，病因为风热毒邪侵淫于目所致。白睛属五轮中的气轮，在脏属肺，其病变多与肺经有关，肺主皮毛，外邪侵袭，每易犯肺，若眼感风热之邪则病生白睛，而见发热、流泪、白睛红赤、怕热羞明；若火毒炽盛，则见白睛有出血点；若热伤血络，则见眼眵多等症状。而对于本病的治疗与经验的积累，这里还有一个故事。

　　2003年春季，笔者于农村行医时，我村男女老少多患此病，皆突然起病，双眼发烫、烧灼感、畏光、眼红，自觉眼睛涩痛，像进入沙子般地滚痛难忍，紧接着眼皮红肿、眼眵多、流泪，早晨起床时，眼皮常被分泌物粘住，不易睁开。接连几天，求诊病人较多，农村因经济原因，多不愿输液，多要求口服药物治疗，有愿意服用西药者，我多给予红霉素、病毒灵、维生素C、扑尔敏、加板蓝根冲剂或小柴胡冲剂或穿心莲等治疗，再外用方为：白天用氯霉素眼药水滴眼，夜间用金霉素眼膏，也多有效。但也有患者要求服用中药者，当时对于这个疾病确实没有治疗经验，读书时没有听老师讲过，实习时没有见过，真是"书到用时方恨少"，遂翻阅书籍，教科书翻遍，也没有找到治疗方法。忽忆及《医宗金鉴·眼科心法要诀》有论及天行赤眼的治疗，遂再次翻阅其书，歌诀为："天行赤眼四时生，传染热泪肿赤痛，受邪浅深随人化。

祛风散热饮防风，牛蒡将军羌赤芍，连翘栀薄草归芎。"这里对天行赤眼的临床表现和治疗有较为详细的论述，并用驱风散热饮治疗此病，其组方为防风、牛蒡子、大黄、羌活、赤芍、连翘、栀子、薄荷、甘草、当归、川芎，笔者甚是高兴，遂将其方用之于临床，但当辨证施治时，患者多无热结便秘的症状，临床多以眼睛红赤肿痛的局部症状为主，遂去大黄，加金银花、夏枯草、菊花、蝉蜕而成，具体方药为：防风 15g，牛蒡子 12g，羌活 12g，赤芍 15g，连翘 15g，栀子 15g，薄荷 10g，当归 9g，川芎 6g，金银花 15g，夏枯草 20g，菊花 15g，蝉蜕 15g，甘草 10g。共治疗 12 例，有 8 例于 2 天内症状明显好转，其余 4 例多在 4 天后好转，以上病例均在 5～8 天得愈。其中另有 4 例以银翘散加味治愈。

在治疗此病时，嘱病人禁食辛辣之品，以免助火势加重病情，切忌用手直接揉擦患眼，保持眼部卫生，这些均有助于本病的治疗。本病是一种较强的传染疾病，我们农村老百姓多叮嘱自家小孩说："不要去看患者的眼睛，看了就被传染。"此说虽然有些夸大，但足以说明本病是一种较为强烈的传染疾病。因此，作为医务工作者，除合理的药物治疗外，切断传播途径、保护易感人群、消灭传染源也是必不可少的工作。具体应做到：禁止带患儿到公共浴池、游泳池等公共场所洗澡、游泳；注意不使用患者的生活用具，如脸盆、毛巾等；对患者的生活用具或幼儿园、浴池等公共场所的用品要采取消毒措施，以免造成扩散。

西医糖尿病，中医消渴方

糖尿病是西医的一个病名，其临床表现为多饮、多食、多尿和体重减少（即"三多一少"），本病可使一些组织或器官发生形态结构改变和功能障碍，并发酮症酸中毒、肢体坏疽、多发性神经炎、失明和肾衰竭等。本病发病率日益增高，已成为世界性的常见病、多发病。有位患糖尿病多年的患者曾这样对我说："糖尿病本身不可怕，怕的是它对靶器官的损伤和出现的并发症。"因此，降低血糖对于治疗此病至关重要。

从糖尿病的症状看，与中医学的消渴病很相似，《黄帝内经》根据其病机和症状表现不同，称本病为"消瘅""肺消""膈消""消中""消渴"等。如《素问·奇病论》说："此肥美之所发也。此人必数食甘美而多肥也。肥者令人内热，甘者令人中满，故其气上溢，转为消渴。"《素问·通评虚实论》说："凡治消瘅，仆击、偏枯、痿厥，气满发逆，肥贵人，则高粱之疾也。""《灵枢·五变》中说："五脏皆柔弱者，善病消瘅。"可知，早在 2500 年前的古人，已对此病的发病原因有较为准确的论述，即本病的发生与饮食、自身免疫有极为重要的关系，也符合现代人的富贵病之说。还有《临证指南医案》中说："心境愁郁，内火自燃，乃消症大病。"叶氏这里提出了此病的发生与情绪有密切联系。《金匮要略》称本病为消渴，并提出了具体的治疗方案，如"男子消渴，小便反多，以饮一斗，小便一斗，肾气丸主之。""小便不利，有水气，其人苦渴，栝楼瞿麦丸主之。""渴欲饮水，口干舌燥，白虎加人参汤主之。"在程钟龄《医学心悟·三消》中说："《黄帝内经》云：渴而多饮为上消，消谷善饥为中消，口渴小便如膏者，为下消。三消者，皆燥热结聚也。大法：治上消者，宜润其肺，兼清其胃，二冬汤主之；治中消者，以清其胃，兼滋其肾，生地八物汤主之；治下消者，宜润其肾，兼补其肺，地黄汤、生脉散主之。"

王渭川老中医治疗本病，常用方以一贯煎加减而成。

1. 治疗上消处方

沙参 9g，生地黄 12g，川贝母 9g，石斛 12g，鲜竹叶 30g，知母 10g，柴胡 9g，白芍 9g。

2. 治疗中消处方

沙参 9g，生地黄 12g，川贝母 9g，天冬 9g，麦冬 9g，玄参 9g，玉竹 9g，砂仁 6g，蔻仁 6g，石斛 12g。

3. 治疗下消处方

沙参 9g，生地黄 12g，川贝母 9g，生龟甲 30g，桑螵蛸 9g，金樱子 30g，女贞子 24g，墨旱莲 24g，石斛 12g。

笔者于临床治疗糖尿病也多参考王老的方剂用于临床，取得较为满意的疗效。记得治疗一糖尿病患者，年 45 岁，诉口干喜饮 1 个月，曾在外院诊断为 2 型糖尿病，口服"二甲双胍"治疗，血糖控制欠佳，遂来我处就诊病人要求中医治疗。查随机血糖为 15.0mmol/L，尿糖（＋），未见酮体。同时伴乏力，偶有胁肋隐痛不适。查舌苔干燥，有裂纹，苔薄白，脉细。笔者临床体会到，糖尿病病人，其舌苔多干燥，舌上多无苔或薄苔。此为肝肾阴虚，治疗以一贯煎加味，处方为：北沙参 20g，生地黄 20g，川贝母 9g，石斛 15g，竹叶 30g，知母 10g，柴胡 9g，白芍 15g，枸杞子 15g，川楝子 6g，麦冬 15g，天花粉 20g。病人服药 5 剂，期间停用西药，并嘱病人控制饮食、加强体育锻炼，复诊时诉口干乏力明显减轻，已无胁痛等症状，复查空腹血糖 6.3mmol/L，未见尿糖，上方见效，效不更方，以上方服用月余停药，已无不适症状，后多次复查血糖均在 6.5mmol/L 左右，随访半年未见复发，可见中医治疗此病，近期疗效是很好的。

现代还有报道，运用盐酸黄连素治疗糖尿病，取得较为满意的疗效，0.3～0.5g/ 次，每天 3 次，疗程 1～3 个月，效果较好。六味地黄丸也有很好的疗效，8 丸 / 次，每天 3 次，服用 7～10 天即见症状减轻。总之，中医治疗糖尿病的疗效较为满意。但作为现代中西医结合医师，我们不能将糖尿病等同于消渴，不能以消渴就是糖尿病这样的思维来处理病人。还有，在治疗本病时，不能只凭三多一少的症状改善来判断治疗糖尿病的好转程度，应借助于现代医学的血糖、尿糖等检查来指导临床用药。若确诊为糖尿病酮症酸中毒以及伴有并发症者，应结合西医治疗。

治疗糖尿病，除药物治疗外，注意生活和饮食调摄具有十分重要的意义。正如《儒门事亲》中说："不减滋味，不戒嗜欲，不节喜怒，病已而复作。能从此三者，消渴亦不足忧矣。"当然，现代医学对此病的饮食控制非常严格，正如洪昭关教授说："合理饮食、加强体育锻炼、保持心情愉快、戒烟限酒"，对于当前的富贵病治疗和预防有积极的意义。

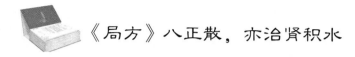

《局方》八正散，亦治肾积水

　　某患者，男性，已婚，因间断腰痛、尿频、尿急、尿痛、血尿，10余年就诊于门诊（此处患者说的10余年，似有虚言。当时在门诊病人较多，旁边的病人帮助翻译的，我当时未予深究）。病人近10年来常在劳累后出现腰痛，以两侧肾区为主，呈酸痛，伴红色小便，并有尿频、尿急、尿痛，同时有全身无力等不适症状，间断服药治疗（多以输液或藏药治疗），症状无明显好转。于今日来我处就诊，做尿常规检查提示：隐血+++。腹部B超示：肾体积增大，皮质变薄，实质内大小不等液性暗区。肾积水，左侧输尿管扩展。遂劝其服用中药治疗，但病人虑其不会熬中药，我建议在我院熬好后带回家，病人勉强同意。查舌苔黄、微腻，脉数，双肾区叩击痛，治疗给予八正散加味。处方为：萹蓄20g，瞿麦20g，栀子15g，滑石30g，车前子15g，小蓟15g，茯苓20g，泽泻15g，杜仲15g，桑寄生15g，续断15g，甘草6g。病人服药1周复诊，诉症状明显好转，现无血尿，尿颜色已经变清，腰痛明显好转。复查尿常规提示：隐血（++），遂于上方加阿胶15g再服1周。复诊时已无不适症状，查B超未见异常。遂停药，临床痊愈。

　　肾积水，属于西医名词，根据其临床表现，多属于中医学"淋证"范畴。《金匮要略·五脏风寒积聚病脉证并治》认为淋证属于"热在下焦。"《丹溪心法·淋》也说："淋有五，皆属乎热。"可知，此病多为湿热注于膀胱，治疗取八正散清热利湿通淋，加杜仲、桑寄生、续断以补肾强腰膝。此病辨证准确，故而取效。

《红楼梦》贾瑞死，遗精病证治

读《红楼梦》的十二回，王熙凤毒设相思局，贾天祥正照风月鉴，其中有一段说到贾瑞收了镜子，想道："这道士倒有意思，我何不照一照试试。"想毕，拿起"风月鉴"来，向反面一照，只见一个骷髅立在里面，唬得贾瑞连忙掩了，骂："道士混账，如何吓我!——我倒再照照正面是什么。"想着，又将正面一照，只见凤姐站在里面招手叫他。贾瑞心中一喜，荡悠悠地觉得进了镜子，与凤姐云雨一番，凤姐仍送他出来。到了床上，哎哟了一声，一睁眼，镜子从手里掉过来，仍是反面立着一个骷髅。贾瑞自觉汗津津的，底下已遗了一摊精。心中到底不足，又翻过正面来，只见凤姐还招手叫他，他又进去，如此三四次。到了这次，刚要出镜子来，只见两个人走来，拿铁锁把他套住，拉了就走。贾瑞叫道："让我拿了镜子再走。"我想此说就是指的遗精这个病，当然遗精这个病会不会像曹雪芹先生说的精尽人亡呢？我们且不讨论，就此谈谈这个病在中医学的认识与治疗。

遗精多为神经衰弱、前列腺炎、精囊炎引起的一种病症。临床为已婚男性在不因性生活而精液频繁遗泄，多在睡眠中发生，并伴有耳鸣、头昏、神疲乏力、腰膝酸软等症状者。

《灵枢·本神》篇说："精伤则骨酸痿厥，精时直下。"这里指出了遗精的发病原因为精伤而致，而此处的"精伤"应理解为肾虚不藏，为后世医家对本病的病因、病机论述和治疗有及其重要的指导意义。《医宗金鉴·遗精总括》中说："不梦而遗心肾弱，梦而后遗火之强，过欲精滑清气陷，久旷溢泻味醇伤。"这里谈到了有梦而遗和无梦而遗的病因病位，在陈修园的《医学三字经》中说："有梦遗，龙胆折，无梦遗，十全设，坎离交，亦不切。"这里就说到了有梦而遗属于相火旺盛，治疗以龙胆泻肝汤为主，无梦而遗属于气虚不能收摄精液，宜用十全大补汤治疗。若认为遗精病症皆属于心肾不交，这是不符合实际的。同一时代的程钟龄在《医学心悟》中说："大抵有梦者，由于相火之强；不梦者，由于心肾之虚。"并用清心丸清心火，泻相火，安神定志，止梦遗。用十补丸大补气血，气旺则精能自摄。程氏的这两首方剂于临床效果较好，后世医家多加减运用于临床，取得较为满意的疗效。其清心丸组方为：生地黄 20g，丹参 15g，黄柏 15g，牡蛎 30g，山药 30g，炒酸枣仁 30g，茯苓 20g，茯神 15g，麦冬 15g，北五味 12g，车前子 15g，远志 10g。笔者于此方多加龙骨 30g，芡实 20g，龙胆草 12g。十补丸组方为：熟地黄 20g，当归 15g，白芍 15g，黄芪 30g，人参 12g，白术 12g，茯苓 15g，山药 30g，酸枣仁 30g，远志 6g，山茱萸 30g，杜仲 20g，续断 20g，北五味 12g，龙骨 30g，牡蛎 30g。此方为十全大补汤加味而成。以上剂量为笔者常用剂量，临床可以参考用之。

细读贾瑞的病症，原文说："不觉就得了一病：心内发膨胀，口中无滋味，脚下如绵，眼中似醋，黑夜作烧，白昼常倦，下溺连精，嗽痰带血，诸如此症，不上一年都添全了。于是不能支持，一头睡倒，合上眼还只梦魂颠倒，满口乱说胡话，惊怖异常。百般请医疗治，诸如肉桂、附子、鳖甲、麦冬、玉竹等药，吃了有几十斤下去，也不见个动静。倏又腊尽春回，这病更加沉重。代儒也着了忙，各处请医疗治，皆不见效。因后来吃'独参汤'，代儒如何有这力量，只得往荣府来寻。"笔者倒觉得与《金匮要略》中说："夫失精家少腹弦急，阴头寒，目眩、发落、脉极虚芤迟，为清谷、亡血、失精。脉得诸芤动微紧，男子失精、女子梦交，桂枝加龙骨牡蛎汤主之"有相似之处。此条论述了阴阳两虚出现遗精的症状和治疗方法。

近代名医马有度先生治疗本病，多从心肾同治，气阴双补，并加强安神固摄为法，以三才封髓丹、水陆二仙丹、甘麦大枣汤三方加减而成，处方为：党参 30g，天冬 12g，熟地黄 24g，砂仁 6g，黄柏 10g，芡实 20g，金樱子 12g，炙甘草 6g，小麦 30g，大枣 12g，黄芪 30g，龙骨 30g，牡蛎 30g，炒酸枣仁 30g，首乌藤 30g，白芍 18g。三才封髓丹以《周易》三才理论为指导，以天冬补肺生水，党参补脾益气，熟地黄补肾滋阴。《医方集解》中说："以药有天地人之名,而补亦在上中下之分,使天地位育,参赞居中,故曰三才也。"黄柏坚阴泄火,砂仁行滞醒脾。水陆二仙丹指芡实生长在水中,而金樱子则长于山上,一在水而一在陆。方中芡实甘涩,能固肾涩精;金樱子酸涩,能固精缩尿。两药配伍,能使肾气得补、精关自固,虽然本方药仅2味,但配伍合法有制,用之于临床,其疗效一如仙方,故称之为水陆二仙丹。这里用甘麦大枣汤,是从心论治遗精的法则,正如《临证指南》中说:"精之藏虽在肾,而精之主宰则在心。"故取小麦甘凉,养肝补心、除烦安神;甘草甘平,补养心气、和中缓急;大枣甘温质滋,益气和中、润燥缓急。三药合用,甘润平补,养心调肝,共奏养心安神、和中缓急之功,更加黄芪益气,龙牡收敛固摄,酸枣仁、首乌藤安神助眠。诸药合用,对于遗精病症,属于虚实者皆可加减用之。

曾治疗一青年男性,27岁,结婚3年,患遗精病半年,每在夜间发病,多梦美色而遗,3～4天遗泄1次,伴有睡眠较差,次日即感腰膝酸软、头昏耳鸣、乏力,曾在某医院诊断为前列腺炎,给予西药抗炎以及短波等治疗,症状无明显改善,病人颇为痛苦。偶有早泄的症状,以至于影响夫妻性生活。来笔者处诊治,诉及病情,建议服用中药治疗,患者同意。查舌苔薄黄,脉沉滑,余症状同前。处方为:党参30g,天冬12g,熟地黄18g,砂仁5g,黄柏15g,芡实20g,金樱子12g,炙甘草6g,小麦30g,大枣12g,黄芪30g,龙骨30g,牡蛎30g,炒酸枣仁30g,首乌藤30g,白芍15g。嘱病人服药3剂(吃6天),以观疗效。1周后复诊,患者诉睡眠、体力较前明显改善,服药期间仍遗精1次。查舌苔仍薄黄,脉滑,上方见效,效不更方。以上方服用5剂,复诊,诉自第2次就诊后遗泄1次,余症状均消失。查舌苔薄白,脉滑。以程钟龄的十补丸加味治疗。处方:熟地黄20g,当归15g,白芍15g,黄芪30g,党参30g,白术12g,茯苓15g,山药30g,酸枣仁30g,远志6g,山茱萸30g,杜仲20g,续断20g,北五味12g,龙骨30g,牡蛎30g。嘱服药10剂。再次复诊时,患者高兴不已,还带另一患者来就诊。并诉目前已无不适症状,建议停药、少辛辣、戒烟、节房事。

此患者虚实夹杂，治疗较为困难，辨证稍有不准，则可能无效，临床应仔细辨证，也不要单纯性的以有梦、无梦作为辨证依据，而应该根据患者的临床兼证、舌苔、脉象综合起来分析，方不误诊误治。正如余景和在《诊余集》中说："初起之遗，在相火不静，日久之遗，在气虚不固。"

 ## 现代富贵病，中医有见解

　　富贵病又称"现代文明病"，是指现代人生活相对富裕后，吃得好、吃得精，营养过剩，活动量减少，从而产生的一些非传染性的流行病。在临床上我们常说的高血压病、糖尿病、冠心病、肥胖病、痛风这五种病临床较为常见，人们多称此富贵病，它与人们的饮食习惯有极大的联系，因此，老百姓常说的"病从口入"，这里的病从口入，应该从广义看，不应该狭义的认为单指不洁饮食。生活方式的改变，即可改变这几种疾病的症状以及预后，也就是现代医学的非药物治疗。

　　早在《黄帝内经》中就有生活方式导致疾病的详细论述，如《黄帝内经·上古天真论》说："上古之人，其知道者，法于阴阳，和于术数，饮食有节，起居有常，不妄作劳，故能形与神俱，而尽终其天年，度百岁乃去。今时之人不然也，以酒为浆，以妄为常，醉以入房，以欲竭其精，以耗散其真，不知持满，不时御神，务快其心，逆于生乐，起居无节，故半百而衰也。……虚邪贼风，避之有时，恬淡虚无，真气从之，精神内守，病安从来。"这里就谈到适应自然变化之理，起居有时，饮食有节，避免过度的房事，避免滥饮无度，恬淡虚无，精神内守，方可度百岁而去。而现代人，特别是都市生活的人，工作忙碌，饮食习惯与之背道而驰，如不吃早餐，晚餐暴饮暴食，垃圾食品在超市多得数不胜数，饮料好喝而更是致病的根源，尔后夜生活在12时，甚至1～2时者皆有，平素又缺少锻炼，工作中多有不顺心，或人际关系不好，则心烦意乱。致使很多疾病在现代都市人中较早出现。

　　我们看看，现代医学的高血压病主要提倡低盐低脂饮食，《证治汇补·中风》中说："平人手指麻木，不时眩晕，乃中风先兆，须预防之，则慎起居，节饮食，远房帏，调情志。"这对于预防高血压病中风有实际意义。冠心病病人多有心悸怔忡、心痛的临床表现，多因七情所伤、饮食不节、年高体弱、胸中阳气不足、气滞血瘀所致，所以多以通补治其本。而饮食调配更为重要，宜控制热能的摄入，限制脂肪和胆固醇，保障优质蛋白的供给，以及提供充足的维生素和无机盐等。糖尿病病人的饮食可以说对于治疗起到事半功倍的作用，对于疾病的预后和治疗影响极为重要，还有痛风的发病诱因主要与饮食有密切关系，临床我们多食低嘌呤的食物，少吃中嘌呤的食物，不吃高嘌呤的食物，还要注意不要喝酒。周信有老中医用枸杞子、生山楂、女贞子各50g，以高粱酒2.5千克浸泡1周，每日中、晚餐饮2～3小杯，周老认为此酒可以延缓衰老，又可解决酒瘾的问题。三药合用，可以防老、降脂、软化血管、扶正抗癌之功。笔者临床多以三七粉治疗冠心病及其他几种富贵病，对于预防与治疗有很好的作用。

　　程钟龄的《医学心悟·保养四要》中有以下说法。

　　一曰：节饮食。人身之贵，父母遗体，食饮非宜，疾病蜂起。外邪乘此，缠绵靡己，浸淫经络，凝塞腠理，变症百端，不可胜纪。唯有纵酒，厥祸尤烈，酒毒上攻，虚炎灼肺，变为阴虚，只缘酷醉。虚羸之体，全赖脾胃，莫嗜膏粱，淡食为最，口腹无讥，真真可贵。

　　可见合理的饮食对于预防和治疗疾病有及其重要的意义。洪昭关教授说："吃早餐应该像皇帝一样，吃得少而精；中餐像大臣一样，吃得多而好；晚餐应该像叫花子一样，吃得少而粗。"这话形象地说明了饮食结构。

　　二曰：慎风寒。人身之中，曰荣与卫。寒则伤荣，风则伤卫。百病之长，以风为最，七十二候，伤寒传变，贼风偏枯，歪斜痿痹，寒邪相乘，经络难明，初在三阳，次及三阴。更有中寒，肢冷如冰，急施温补，乃可回春。君子持躬，战战兢兢，方其汗浴，切莫当风，四时俱谨，尤慎三冬，非徒衣浓，惟在藏精。

三曰：惜精神。人之有生，惟精与神。精神不敝，四体长春。嗟彼昧者，不爱其身，多言损气，喜事劳心，或因名利，朝夕热中，神出于舍，舍则已空。两肾之中，名曰命门，阴阳相抱，互为其根，根本无亏，可以长生。午、未两月，金水俱伤，隔房独宿，体质轻强。亥子丑月，阳气潜藏，君子固密，以养微阳，金石热药，切不可尝。积精全神，寿考弥长。

四曰：戒嗔怒。东方木位，其名曰肝。肝气未平，虚火发焉，诸风内动，火性上炎。无恚无嗔，涵养心田，心田宁静，天君泰然。善动肝气，多至呕血，血积于中，渐次发咳。凡人举事，务期有得，偶尔失意，省躬自克。戒尔嗔怒，变化气质，和气迎人，其仪不忒。

这正如北京安贞医院洪昭光教授谈到的"合理饮食、适量运动、戒烟限酒、心理平衡"这十六字真言，与程钟龄的理论思想是很一致的，这对当今的很多疾病，特别是富贵病的预防与治疗有很重要的指导意义。

 湿证论治篇，《温病条辨》多见识

湿证，是指湿邪伤人所致的各种病症。"湿"在正常情况下为六气之一，是自然界五季中不同气候变化的一种表现，是万物生长的条件，于人体无害的。正如《素问·保命全形论》中说："天覆地载，万物悉备，莫贵于人。人以天地之气生，四时之法成。"说明天地之间，万物具备，没有什么事物比人更宝贵的了。人依靠天地之大气和水谷之精气而生成，并随着四时生长收藏的规律而生活。当这种气候变化异常时，且在人体抵抗力下降时，六气就成为了一种致病因素，这时就是我们常说的"六淫"。有其用，也有其害，正如人们常说的"水能载舟，亦能覆舟"。今谈谈湿证的临床表现和治疗。

1. 湿证的形成与发病特点

湿证多见于长夏之季，夏季雨水最多，是湿邪发病的首要条件，阳光最为炽热，阳热下降，氤氲熏蒸，水气上腾，潮湿充斥，而人居于天地之间，感受此邪而患病。正如《景岳全书》说："湿证之辨，当辨表里。经云：因于湿，首如裹。又曰：伤于湿者，下先受之。若道路冲风冒雨，或动作辛苦之人，汗湿粘衣，此皆湿从外入者也。如嗜好酒浆生冷，以致泄泻、黄疸、肿胀之类此湿从内出者也。"张氏于此处谈到了湿邪为病，有外湿、内湿之分。外湿多由气候潮湿，或涉水淋雨、居处潮湿之地而患病；内湿多由脾失健运、水湿停聚所形成。虽内外湿邪不同，但又可以相互转化，若伤于外湿，湿邪困脾，可致湿邪内生，而脾阳虚衰，水湿不化，也易导致外湿侵袭。其特点为重浊、黏滞、易趋下行、易袭阴位、阻遏气机、损伤阳气。湿邪病变多有分泌物的增多，如面垢眵多，大便溏泄、下利脓血、小便浑浊、妇女白带增多、湿疹浸淫流水以及水肿咳脓痰较多，还有舌苔多厚腻等。

2. 湿证的临床表现与治疗

《黄帝内经》中没有专篇讨论湿邪致病的症状与治疗，散见于多个章节中，如"因于湿，首如裹""湿胜则濡泻，甚则水闭胕肿"等，这里论述了湿邪致病的临床表现，对于治疗，则以祛湿运脾为治疗原则，正如《证治汇补》中说："治湿不宜热，不宜寒，风胜湿、燥胜湿、淡胜湿，三者尽之。"可见治疗湿邪病，多以风药、燥药、利湿药最为常用。对于因于湿，首如裹的治疗，后世医家多有发挥，如《金匮要略》说："心下有支饮，其人苦冒眩，泽泻汤主之"，再如"心下有支饮，胸胁支满，目眩，苓桂术甘汤主之"，此处之眩晕，刘老称之为"水眩"，后世多以两方合用治疗，效果很好。如刘老治疗一50岁男性，头目冒眩，终日昏昏沉沉，如在云雾之中，两眼懒睁，双手颤抖，舌体肥大，苔呈白滑而根部略腻，脉弦软。给予泽泻24g，白术12g。病人服药第2剂时，症状开始好转，又服3剂，从此而愈。而治疗因于湿，首如裹，《医学心悟》中的半夏白术天麻汤，效果亦很好，笔者多以此方与泽泻汤合用，或与旋覆代赭汤合用，效果更佳。而"湿胜则濡泻，甚则水闭胕肿"，后世医家多选用五苓散，或平胃散加味治疗，或二方合用，取得较好的疗效。

（1）外湿

在《素问·痹论》篇云："风寒湿三气杂至，合而为痹也。……湿气甚者为著痹也。"这里说明了湿邪致病可以导致痹症。这里的痹症就是指外湿。仲景对此将湿邪致病阐述得很是详尽。我们看《金匮要略》中有专篇论述外湿的症状与治疗，如原文"太阳病，关节疼痛而烦，脉沉而细者，此为湿痹。湿痹之候，小便不利，大便反快，但当利其小便。"此条讲述湿痹的临床表现与治疗原则。原文讲到："风湿相搏，一身尽疼痛，法当汗出而解，值天阴雨不止，医云此可发汗，汗之病不愈者，何也？盖发其汗，汗大出者，但风气去，湿气在，是故不愈也。若治风湿者，发其汗，但微微似欲出汗者，风湿俱去也。

湿家病，身疼发热，面黄而喘，头痛，鼻塞而烦，其脉大，自能饮食，腹中和无病，病在头中寒湿，故鼻塞，内药鼻中则愈。

①湿家身烦疼，可与麻黄加术汤发其汗为宜，慎不可以火攻之。

麻黄加术汤方

麻黄（三两，去节），桂枝（二两，去皮），甘草（一两，炙），杏仁（七十个，去皮尖），白术（四两）。上五味，以水九升，先煮麻黄，减二升，去上沫，内诸药，煮取二升半，去滓。温服八合，覆取微似汗。

②病者一身尽疼，发热，日晡所剧者，名风湿。此病伤于汗出当风，或久伤取冷所致也。可予麻黄杏仁薏苡甘草汤。

麻黄杏仁薏苡甘草汤方

麻黄（去节，半两，汤泡），甘草（一两，炙），薏苡仁（半两），杏仁（十个，去皮尖，炒）。上剉麻豆大，每服四钱匕，水盏半，煮八分，去滓。温服，有微汗，避风。

③风湿，脉浮，身重，汗出，恶风者，防己黄芪汤主之。

防己黄芪汤方

防己（一两），甘草（半两，炒），白术（七钱半），黄芪（一两一分，去芦）。上剉麻豆大，每抄五钱匕，生姜四片，大枣一枚，水盏半，煎八分，去滓。温服，良久再服。喘者，加麻黄半两；胃中不和者，加芍药三分；气上冲者，加桂枝三分；下有陈寒者，加细辛三分。服后当如虫行皮中，从腰下如冰，后坐被上，又以一被绕腰以下，温，令微汗，差。

④伤寒八九日，风湿相搏，身体疼烦，不能自转侧，不呕不渴，脉浮虚而涩者，桂枝附子汤主之。若大便坚，小便自利者，去桂加白术汤主之。

桂枝附子汤方

桂枝（四两，去皮），生姜（三两，切），附子（三枚，炮，去皮，破八片），甘草（二两，炙），大枣（十二枚，擘）。上五味，以水六升，煮取二升，去滓，分温三服。

白术附子汤方

白术（二两），附子（一枚半，炮，去皮），甘草（一两，炙），生姜（一两半，切），大枣（六枚）。上五味，以水三升，煮取一升，去滓，分温三服。一服觉身痹，半日许再服，三服都尽，其人如冒状，勿怪，即是术、附并走皮中逐水气，未得除故耳。

⑤风湿相搏，骨节疼烦，掣痛不得屈伸，近之则痛剧，汗出短气，小便不利，恶风不欲去衣，或身微肿者，甘草附子汤主之。

甘草附子汤方

甘草（二两，炙），附子（二枚，炮，去皮），白术（二两），桂枝（四两，去皮）。上四味，以水六升，煮取三升，去滓。温服一升，日三服。初服得微汗则解。能食，汗出复烦者，服五合。恐一升多者，服六七合为妙。

这里讲了用麻黄加术汤、麻黄杏仁薏仁甘草汤、防己黄芪汤、桂枝附子汤、白术附子汤、甘草附子汤治疗湿邪导致的关节疼痛等诸多症状的常用方剂，给后世医家治疗痹证多有启迪。

再看李东垣《内伤外辨惑论》中的羌活胜湿汤，为治疗风湿之邪着于肌表而致的肩背痛不可回顾、头痛身痛、腰脊疼痛，难以转侧而设。此皆外湿致病的具体治疗。还有吴鞠通在《温病条辨》中论述湿热之邪闭阻经络而创立的宣痹汤，以及暑湿感冒的常用方新加香薷饮，皆为临床所常用。笔者临床治疗痹证，偏热象者，多选用四妙散合芍药甘草汤治疗，并多加独活、木瓜、伸筋草、防己等药物治疗，常取得较好的疗效。

（2）内湿

论述内湿致病的方书，我觉得要数吴鞠通的《温病条辨》了，原文四三条下说："湿之入中焦，有寒湿，有热湿，有自表传来，有水谷内蕴，有内外相合。其中伤也，有伤脾阳，有伤脾阴，有伤胃阳，有伤胃阴，有两伤脾胃，伤脾胃之阳者十常八九，伤脾胃之阴者十居一二。彼此混淆，治不中窾，遗患无穷，临证细推，不可泛论。"

此统言中焦湿证之总纲也。寒湿者，湿与寒水之气相搏也，盖湿水同类，其在天之阳时为雨露，阴时为霜雪，在江河为水，在土中为湿，体本一源，易于相合，最损人之阳气。热湿者，在天时长夏之际，盛热蒸动湿气流行也，在人身湿郁，本身阳气久而生热也，兼损人之阴液。自表传来，一由经络而脏腑，一由肺而脾胃。水谷内蕴，肺虚不能化气，脾虚不能散津，或形寒饮冷，或酒客中虚。内外相合，客邪既从表入，而伏邪又从内发也。伤脾阳，在中则不运痞满，传下则洞泄腹痛。伤胃阳，则呕逆不食，膈胀胸痛。两伤脾胃，既有脾证，又有胃证也。其伤脾胃之阴若何？湿久生热，热必伤阴，古称湿火者是也。伤胃阴，则口渴不饥。伤脾阴，则舌先灰滑，后反黄燥，大便坚结。湿为阴邪，其伤人之阳也，得理之正，故多而常见。其伤人之阴也，乃势之变，故罕而少见。治湿者必须审在何经何脏，兼寒兼热，气分血分，而出辛凉、辛温、甘温、苦温、淡渗、苦渗之治，庶所投必效。若脾病治胃，胃病治脾，兼下焦者，单治中焦，或笼统混治，脾胃不分，阴阳寒热不辨，将见肿胀、黄疸、洞泄、衄血、便血，诸证蜂起矣。惟在临证者细心推求，下手有准耳。盖土为杂气，兼证甚多，最难分析，岂可泛论湿气而已哉！这里高度概括了湿邪在中焦所致各种病症的总纲。吴氏一并创立了五个加减正气散，为治疗湿邪困阻中焦所致的病症而设。还有治疗湿温初起，暑温夹湿的三仁汤，此方为宣畅气机、清利湿热的常用方，临床甚为常用。当然，后世医家的参苓白术散、七味白术散治疗脾胃虚弱的泄泻，龙胆泻肝汤、甘露消毒丹、茵陈蒿汤治疗肝胆湿热而致诸症，八正散治疗膀胱湿热的主要方剂，完带汤、易黄汤治疗带下证，消风散治疗湿疹浸淫疮等均收到较为满意的疗效。

临床上，我们常遇到的痢疾、慢性乙型病毒性肝炎、慢性鼻窦炎这些疾病，多以湿邪贯穿疾病的始终，故治疗起来较为困难，特别是乙肝转阴的治疗，为当今医学的一大难题。治疗慢性鼻窦炎，成都中医药大学熊大经教授治疗此病多以湿邪为论，他认为慢性鼻窦炎多为胆热上犯、湿热熏蒸、湿热痰热、上蒙清窍所致，故治疗以清胆泄热、芳香通窍、祛痰排涕为三大原则，并自拟吉雷开窍汤，处方为：柴胡10g，龙胆草6g，黄芩10g，栀子10g，薄荷12g，荆芥穗12g，白芷12g，川芎12g，枳壳10g，全瓜蒌10g，薏苡仁30g，半夏10g。并以此方为基础方，随证加减，若湿热壅盛者加茯苓15g，滑石20g，木通10g，茵陈10g；肺气郁闭，鼻窍不通者加藿香10g，苍耳子10g，辛夷10g，防风10g，牛蒡子10g，葱白10g，豆豉10g；若脾虚湿泛者加陈皮10g，党参30g，白术10g，茯苓15g，大枣20g，怀山药30g。熊老以此方治疗，常取得较好的疗效。

3. 湿证的预防

湿邪为病，多在夏季发生，因此，在夏季梅雨季节可以芳香化湿之品，如香薷、佩兰煎水代茶饮。记得我村一高龄老中医，常年泡自采的香薷，后99岁寿终。注意保暖，不要淋雨受潮，再加上平素脾胃强盛，若能如此，湿邪为病方可预防了。

便秘有良方，麦冬麻仁汤

便秘是指排便周期延长，或周期不长，但粪质坚干结、排除困难，或粪质不硬，虽有便意，但便而不畅的病症。《中医内科学》对于此病的病因较为详尽，实秘有肠胃积热、气机郁滞、阴寒积滞；虚秘有气虚、血虚、阴虚、阳虚。治疗上选用麻子仁丸、六磨汤、大黄附子汤、黄芪汤、润肠汤、增液汤、济川煎。笔者读《温病条辨》原文云："疟伤胃阴，不饥不饱，不便，潮热，得食则烦热愈加，津液不复者，麦冬麻仁汤主之。""暑湿伤气，疟邪伤阴，故见证如是。此条与上条不饥不饱不便相同。上条以气逆味酸不食辨阳伤，此条以潮热得食则烦热愈加定阴伤也。阴伤既定，复胃阴者莫若甘寒，复酸味者，酸甘化阴也。两条胃病，皆有不便者何？九窍不和，皆属胃病也。"

麦冬麻仁汤方（酸甘化阴法）：麦冬（连心，五钱），火麻仁（四钱），生白芍（四钱），何首乌（三钱），乌梅肉（二钱），知母（二钱），水八杯，煮取三杯，分三次温服。吴鞠通在此提出胃阴受伤后导致大便不解，我们在此回到《中医基础理论》中，胃主通降，以降为和。脾升胃降来概括机体整个消化系统的生理功能，因此，胃的通降作用，包括了小肠将食物残渣下输于大肠，以及大肠传化糟粕的功能在内。若胃失通降，不仅影响食欲，且浊气不降而上逆以致口臭、脘腹胀满或疼痛，以及大便秘结等症状。由此可知，便秘与胃有密切的关联。故治疗上以麦冬麻仁汤滋阴润燥通便。

笔者用此方，常组方为：麦冬 20g，火麻仁 30g，生白芍 15g，何首乌 15g，乌梅肉 12g，知母 10g，生地黄 20g，枳壳 10g。用于治疗大便干燥如羊屎，伴有口干喜饮等症状者。本方取麦冬、白芍、首乌、生地黄滋阴润燥；火麻仁润肠通便，滋阴养血，为治疗便秘之良药，仲景以本药为君的麻子仁丸，用于治疗热结便秘效果很好；取乌梅酸甘化阴，以助滋阴之品，便秘易致气滞；以枳壳以行气宽中，诸药合用，为治疗虚秘的较好方剂，特别是现代医学的习惯性便秘效果较好。近在门诊坐诊，遇一老妪，年 80 岁，体形消瘦，诉便秘 5 年余，严重时半个月方排便 1 次，初以果导片、开塞露治疗，大便方解。时间长久后上药不见效，后又以番泻叶泡水服用，多取效，但服用后感腹痛难忍，可排羊屎样大便数枚，病人痛苦，家属苦恼。时又未排大便 1 周，但腹无所苦，来笔者处诊治。给予拍腹部 X 线平片未见异常，仔细问及兼证，诉有口干，余无不适。遂给予服用中药治疗。查：舌上无苔，舌上有裂纹，脉沉细。处方：麦冬 20g，火麻仁 30g，生白芍 15g，何首乌 15g，乌梅肉 12g，知母 10g，生地黄 20g，枳壳 10g，玄参 15g。3 剂，浓煎取汁。

5 天后复诊，病人家属代诉，服药次日晚排大便 1 次，开始为羊屎状，后为成形大便，但质地较硬。嘱病人继续服药 5 剂，后较少发作。

笔者临床治疗便秘，多以此方为基础方，气滞甚加木香、厚朴、陈皮；气虚加参芪；阳虚加肉苁蓉、牛膝；血虚加当归。总之，本方治疗虚秘有较好的疗效。

 ## 肩痹中医治，桂枝加葛根

痹证，是指肢体经络为风寒湿之邪闭塞，引起的肌肉、关节、筋骨发生疼痛、酸楚、麻木、重着、灼热、屈伸不利，或肢体关节肿大变形为主要临床表现的病症。而肩周炎是西医之名词，又称"五十肩"，中医称之为"肩凝证""漏肩风"，临床表现为肩部疼痛、酸胀、麻木，遇凉增剧，夜间为主，肩关节活动受限。根据其临床表现，应该归属于中医学痹证范畴，当代名医娄多峰称之为"肩痹"。笔者临床治疗此病，多以桂枝加葛根汤加味治疗，取得较好的疗效。其组方为：葛根 30g，桂枝 15g，白芍 30g，生姜 5 片，大枣 10g，秦艽 15g，防风 15g，威灵仙 15g，羌活 15g，制川乌 6g，老鹳草 30g，桑枝 30g，炙甘草 10g。本方取桂枝加葛根汤解肌祛风，生津液，舒筋脉；秦艽、防风、羌活、川乌、老鹳草、桑枝祛风散寒，舒筋止痛。诸药合用，为治疗颈肩部疾病较为有效的方剂。

 ## 通气防风汤，肩背疼痛方

临床上我们还经常遇到肩背部疼痛的患者，肩背部本身的疾病，多为风寒湿邪闭阻经络而发病，因肩部为手足三阳经交会之所，亦为肺之分域，背部为督脉贯脊行于中，足太阳经分左右四行循行于脊旁，若风寒湿邪侵犯经络，而发为肩背部疼痛。

《医宗金鉴·杂病心法要诀》中说："通气太阳肩背痛，羌独藁草蔓防芎，气滞加木陈香附，气虚升柴参芪同，血虚当归白芍药，血瘀姜黄五灵红，风加灵仙湿二术，研送白丸治痰凝。"李东垣的羌活胜湿汤又名通气防风汤，其组方为：羌活15g，独活15g，川芎15g，蔓荆子15g，防风15g，藁本15g，甘草6g。以上为笔者的常用量。此方为治疗太阳经气风湿肩背痛的良方，临床表现为肩背痛不可回顾、头痛身重，或腰脊疼痛、难以转侧者，苔白脉浮者。本方羌活、独活为君，羌活入太阳经，能取上部风湿，独活善祛下部风湿，两者合用，能散周身风湿、舒利关节而通痹，以防风、藁本为臣，祛太阳经风湿，且止头痛，佐以川芎活血、祛风止痛，蔓荆子祛风止痛，使以甘草调和诸药。诸药合用，共奏祛风渗湿之功。笔者于本方常加葛根30g，姜黄15g，香附子15g，秦艽15g，赤芍15g；或与升麻葛根汤合用，或与桂枝汤合用。

这里再引用《医宗金鉴·杂病心法要诀》对于肩背痛运用羌活胜湿汤治疗时用药的加减法，临床可以参考。兼气郁滞痛者，则常常作痛，加木香、陈皮、香附；若气虚郁痛者，则时止时痛，加升麻、柴胡、人参、黄芪；若血虚郁痛，则夜甚时止，加当归、白芍；血瘀郁痛，则夜痛不止，加姜黄、五灵脂、红花；风气郁甚者，痛则项肩强，加威灵仙；湿气郁甚者，痛则肩背重，加二术；痰风凝郁者，痛则呕眩，用本方研送青州白丸子。

数年前曾治疗一患者，男性，52岁，农民，长期从事重体力劳动，近1年来经常感左侧肩部疼痛，以阴雨天加重，并感左手指偶有发麻，曾在某医院拍肩关节X线片示：肩周炎。给予口服氯唑沙宗片、万通筋骨片以及外用风湿膏药等药物治疗，症状可以缓解，但停药后症状又再发，经西医治疗，上述症状迁延年余，后经朋友介绍来我处中医治疗。查舌苔薄白，脉弦。诊断为肩痹。处方为：羌活15g，独活15g，川芎15g，蔓荆子15g，防风15g，藁本 15g，香附 15g，桂枝 15g，姜黄 15g，秦艽 15g，赤芍 30g，威灵仙 15g，甘草 6g。患者服药 3 剂复诊，诉症状稍有改善，上药见效，继续给予上方服 5 剂，复诊时诉无疼痛等不适症状，后以上方加减，处方为：羌活 15g，独活 15g，川芎 15g，蔓荆子 15g，防风 15g，藁本 15g，桂枝 15g，姜黄 15g，秦艽 15g，熟地黄 20g，当归 15g，白芍 15g，甘草 6g。服用 7 剂。随访 1 年未再复发，临床痊愈。

但对于某些心肺疾病所致的肩背痛，临床应认真问清病史，了解症状发生的先后。我在临床上曾遇到一例主诉左侧肩痛，伴消瘦等症状者，曾在院外治疗，诊断为肩周炎，给予治疗均乏效，后住入我科治疗，当时我接诊，给我第一印象就是肺癌转移，结果在完善相关检查后，证实了我的推断和思考，临床还有现代医学的胸膜炎、急性胆囊炎、胆石症等，以及心肌梗死、心绞痛等疾病，也多伴有肩部疼痛不适。笔者坐门诊时就遇到一病人，精神较好，诉心前区疼痛 2 天，伴左侧后肩部酸胀不适，经做心电图检查发现 V_3、V_4、V_5、V_6 ST 段明显抬高，考虑为心肌梗死。给予收住院治疗，查心肌酶谱后确诊为心肌梗死，对于肩背部疼痛这些病例临床较为常见，临床对于以这个症状为主要临床表现者，我们的临床思维一定要宽阔，必要时可借助现代医学的相关辅助检查，以更好地明确诊断，少走弯路，减少误诊，减少患者痛苦，有利于更好地治疗。

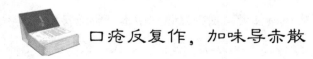

口疮反复作，加味导赤散

口腔溃疡为西医的名词，为反复发作的圆形或椭圆形溃疡，具有"黄、红、凹、痛"特征，即损害表面覆有黄色或灰白色假膜；周边有约 1mm 的充血红晕带；中央凹陷，基底柔软；灼痛明显。发作周期约数天或数月，是具有不治而愈特点的自限性疾病。老百姓称此为"上火"，中医学称此病为"口疮""口糜"。如《医宗金鉴》云，"大人口破分虚实，艳红为实淡红虚，实则满口糜烂斑，虚白不肿点微稀。""口糜阴虚阳火成，膀胱湿水溢脾经，湿与热瘀熏胃口，满口糜烂色红疼。"这里指出了本病的病因为虚火，即指心肾不交，虚火上炎；实火，即指心脾实火妄动所致，还有脾经湿热所致。治疗主要选用凉膈散、导赤散内服，外以冰硼散治疗。后世医家治疗也选用甘露饮，治疗脾经湿热所致口疮，取效颇佳。说到甘露饮，其方出自《和剂局方》，由熟地黄、生地黄、麦冬、天冬、石斛、枇杷叶、枳壳、茵陈、黄芩、甘草组成。陈修园先生云："足阳明胃为燥土，喜润而恶燥，喜降而恶升，故以二冬、二地、石斛、甘草之润以补之；枇杷叶、枳壳之降以顺之；若用连、柏之苦则增其燥，若用参、术之补则虑其升，即有湿热，用一味黄芩以折之，一味茵陈以渗之足矣。"全方补、清、宣、消俱备，利不伤阴，滋不恋邪，共奏养阴清热、宣肺利湿之功。当今医家也以本方治疗口臭，效果很好，如王幸福老师的经验。

笔者治疗口疮，多以自拟的加味导赤散，取效颇佳，其组方为：藿香15g，太子参15g，生地黄20g，玄参15g，麦冬15g，黄连9g，砂仁6g，滑石20g，竹叶12g，孩儿茶3g，甘草6g。本方取导赤散清热凉血，泄心经郁热；藿香芳香醒脾，散脾胃伏火；砂仁化湿开胃。如《本草求真》中说："并咽喉口齿浮热能消"与藿香同用，为化湿醒脾之良法，玄参、麦冬、黄连、滑石清热，而孩儿茶其性味苦、涩、凉而无毒，归心肺经。其功收湿敛疮，止血定痛，清热化痰。用于治疗疮疡、久溃不敛、湿疮流水、牙疳、口疮，不管内服外用，均有较好的疗效，再以太子参、甘草健脾益气，脾气健旺，湿邪无犯，口疮可愈。诸药合用，是共奏清热利湿、醒脾敛疮较好的方剂。笔者曾治疗一中年女性，口唇内侧患溃疡5年之久，每月必患1次，自服维生素 B_2、替硝唑等药物治疗，可以缓解，但病人苦于每月患病1次，遂来笔者处中医治疗。查：溃疡为淡红色，局部压痛，直径约0.5 cm大小，余无所苦。舌苔薄黄，脉沉弱，遂处方为：藿香15g，太子参15g，生地黄20g，玄参15g，麦冬15g，黄连9g，砂仁6g，滑石20g，竹叶12g，孩儿茶3g，黄柏 10g，甘草 6g。嘱服药 3 剂，病人服用上方后溃疡明显愈合，嘱其再服用上方 5 剂。后随访半年，未再复发。

后笔者临床常以此方治疗数例口腔溃疡，均取得较为满意的疗效。治疗本病可以加用市售冰硼散外搽于患处，效果更佳。

中医论脱发，治疗何其多

脱发即指头发脱落的现象，最常见的是脂溢性脱发，多见于青壮年男子。现代医学认为脱发病因较为复杂，治疗较为困难。而中医对于此病有较为丰富的理论和治疗经验，临床可以辨证选方用药，常可收到满意的疗效。

早在《素问·六节脏象论》中说："肾者，主蛰，封藏之本，精之处也，其华在发。"说明头发的生长与肾精有密切的关系。中医有"发为血之余""精血同源"之说，故头发的生长、脱落与血的关系也至关密切。肾精充盛则气血旺，精充血足则毛发乌黑而有光泽。肾之华在发，毛发的盛衰取决于肾气的盛衰。肾气不足，骨髓枯竭，津不上承，不能濡养毛发，导致毛发枯槁，发白或斑驳脱落。另外，发为血之余，肾精不足，血的生化也不足，也是导致本病发生的重要原因之一。

正常人头发浓密润泽，说明肾气盛而精血充足。若大病之后，或虚损病人，发黄稀疏干枯，甚至头发全部脱落，则精血不足；青壮年头发稀疏易落者，则多为肾虚或血热。而突然头发大片脱落，多属于血虚受风，又称之为斑秃。如《医宗金鉴》中说："油风毛发干焦脱，皮红光膏痒难堪，毛孔风袭致伤血，养真海艾砭血痊。"并注解：此证毛发干焦，成片脱落，皮红光亮，疮如虫行，俗名鬼剃头。由毛孔开张，邪风乘虚袭入，以致风盛燥血，不能荣养毛发。宜服神应养真丹，以治其本；外以海艾汤洗之，以治其标。若耽延年久，宜针砭其光亮之处，出紫血，毛发庶可复生。神应养真丹组方为：羌活 10g，木瓜 10g，天麻 15g，白芍 10g，当归 10g，菟丝子 20g，熟地黄 10g，川芎 6g。水煎温服。方取四物汤养血活血，血虚得养，血燥得润；羌活、木瓜、天麻祛风除湿，诸药合用，共凑养血祛风生发之功。其歌诀为：神应养真治油风，养血消风发复生，羌归木瓜天麻芍，菟丝熟地与川芎。后世治疗脱发，多遵此方，取得很好的疗效。岳美中老中医用茯苓 500～1000g，为细末，每服 6g，白开水冲服，1 日 2 次，坚持一个比较长时期，以发根生出为度。张石顽说："茯苓得松之余气而成，甘淡而平，能守五脏真气。其性先升后降。"发秃的形成，多因水气上犯巅顶，侵蚀发根，使发根腐而枯落。茯苓能上行渗水湿，而导饮下降，湿去则发生，虽不是直接生发，但亦合乎"伏其所主，先其所因"的治疗法则。笔者理解，此处之水气上犯巅顶，应该是湿邪为患，故治疗以茯苓淡渗利湿而治其本。以上二法，皆可用于治疗精血不足、肾虚血热、血虚受风所致的脱发。如《熊继柏临证医案实录·脱发案》中，以神应养真丹合苓泽饮治疗，取得较为满意的疗效。笔者师其法，于方中加制首乌 20g，以增强补血生津之功，其方为：羌活 10g，木瓜 10g，天麻 15g，白芍 10g，当归 10g，菟丝子 20g，熟地黄 10g，川芎 6g，茯苓 30g，泽泻 15g，制首乌 20g。此方用于治疗脱发，对现代医学的斑秃、体虚脱发、脂溢性脱发均有较好的疗效。

读先贤前辈的书，学习他们好的经验、方法，我们要多善于总结，并将总结出来的方法、经验用于临床，这样有利于提高自己的医术水平。

 流行腮腺炎，柴胡葛根汤

腮腺炎是由腮腺炎病毒侵犯腮腺引起的急性呼吸道传染病，是儿童和青少年中常见的呼吸道传染病，冬季易发，多见于 5—10 岁的儿童。但少数成年人也有发病，多发于人群聚集处，如幼儿园、学校等。常可引起脑膜炎、脑炎、睾丸炎、胰腺炎、乳腺炎、卵巢炎等病症。病人是传染源,飞沫的吸入是主要传播途径,接触病人后 2～3 周发病。一旦孩子患过流行性腮腺炎,将永远不再患此病,因为他已经获得终身免疫。大多数地区要求学龄前儿童注射疫苗。如果未建立终身免疫,则需被动注射抗流行性腮腺炎的免疫疫苗。接种麻、风、腮三联疫苗或腮腺炎疫苗可预防本病的发生。因此,目前此病临床较为少见,但对于治疗此病的方法,我们不能因病种的减少而忘记,故在此谈谈其治疗方法。

中医学称本病为痄腮,如《医宗金鉴·外科心法要诀》中有论述:"痄腮胃热是其端,初起焮痛热复寒,高肿焮红风与热,平肿色淡热湿原。"这里较为详细地描述了此病的症状,生于两腮肌肉不着骨之处,无论左右,总发端于阳明胃热也。初起焮痛,寒热往来,若高肿、色红、焮热者,系胃经风热所发;若平肿、色淡不鲜者,由胃经湿热所生。原文说:"始则俱以柴胡葛根汤表之。若口渴便秘,宜四顺清凉饮解之。表里证俱解,肿痛仍作者,势必成脓,宜托里消毒散托之。脓熟者针之,体虚者宜平补之。其余治法,按痈疽溃疡门。此证初起,若过服凉药,令毒攻喉者险。"这里指出了治疗此病的方药。最后一句话说"此证初起,若过服凉药,令毒攻喉者险。"此说笔者临床未遇到,且对于此处我觉得应该理解为:此病经治疗不当或不及时,有并发症发生的可能,而不能一味地认为是药物所致。因此,对于此病的并发症临床应引起重视。

柴胡葛根汤组方为:柴胡、葛根、石膏、天花粉、黄芩、甘草、牛蒡子、连翘、桔梗、升麻。其方歌为:柴胡葛根发表证,痄腮肿痛或平形,石膏花粉黄芩草,牛蒡连翘桔梗升。后世医家亦多遵此方加味治疗,取得较为满意的疗效。

青海中医学院陆长青教授擅长于儿科疾病的诊治,治疗此病,有自己的经验。其组方为:柴胡 5g,荆芥 5g,大力 5g,桔梗 9g,野菊花 15g,蒲公英 15g,紫花地丁 10g,玄参 5g,赤芍 9g,牡丹皮 6g,黄芩 6g,金银花 10g,板蓝根 15g,甘草 6g。并外用金黄膏外敷,取效极佳。一儿童,年 8 岁,诉右耳下疼痛 3 天，伴有咀嚼时疼痛加重，有少量咳嗽，无痰，无咽痛，无明显恶寒发热，初服用感冒药治疗，乏效，遂来就诊。查：右侧颌下淋巴结肿大、压痛，舌苔薄黄，脉浮数，陆老上方治疗 2 剂，外用金黄膏，4 天后复诊，症状明显减轻，遂再服 2 剂而愈。

疏肺散斑汤，黄褐斑良方

现代医学认为，黄褐斑多数与内分泌有关，尤其是和女性的雌激素水平有关，如月经不调、妊娠、服用避孕药等均可出现黄褐斑。此外日晒和精神因素会加重本病。临床表现为：褐斑多分布于鼻梁、双颊，也可见于前额部，呈蝴蝶形，也称为"妊娠斑""蝴蝶斑"或"色素沉着"。虽无痛苦，但却影响美观。

有较多资料报道，本病多由肝肾不足、气血虚弱所致，治疗多以补益肝肾、活血化瘀为主，笔者初多选用逍遥散、六味地黄丸加味治疗，但取效不佳，或服药时间较长方有寸功。后读到《新中医》1982 年第 9 期袁尊山的经验，用疏肺散斑汤加味治疗，取得较好疗效。

如原文说："笔者根据十多年的实践，自拟疏肺散斑汤取得疗效。方药：荷叶 6g，防风 10g，蝉蜕 6g，桔梗 10g，百合 10g，浙贝母 15g，淡竹叶 10g，木通 10g，瓜蒌皮 10g，法半夏 10g，茺蔚子 10g，甘草 6g。加减法，脾胃湿滞，四肢倦怠，纳呆，大便不爽，苔滑润，脉濡等症，加茯苓 15g，毕澄茄、枳壳各 10g；心经热症，心悸，失眠，烦躁不宁，小便黄少等，加首乌藤、生龙骨、生牡蛎各 20g，莲子心 10g；肝火上乘，两胁作痛，易怒，头顶或太阳穴痛，舌边红、苔黄稍厚，脉弦数等症，加木贼草 10g，青葙子、夏枯草各 15g。"

《素问·阴阳应象大论》中说："地气上为云，天气下为雨；雨出地气，云出天气。"又有"肺气通于天"之说。肺为华盖，主皮毛，五脏六腑之气皆上承于肺。肺通调水道，输布津液，有如天地之气化然。头面为诸阳之会。

其出褐斑者，或黑或灰皆为阴邪、湿邪。如天之有云，乃地气蒸腾使然。乌云不散，责诸天气，褐斑所成，责诸肺气。肺气不宣，输布失职，湿邪郁滞，日久化热开合不利，则皮毛难泽，故生褐斑。方中用荷叶、防风、蝉蜕、桔梗、百合、浙贝母宣肺理气，肺气得宣，水湿可化；再以木通、竹叶助其湿邪从小便而出；半夏、瓜蒌皮除湿化痰；茺蔚子活血以利水气；甘草调和诸药。诸药合用，为治疗褐斑的良方。

如治疗一青年女性，年26岁，时产后半年，现面部黄褐斑，以为能自愈，半年内未治疗，现小孩断奶，又开始上班，影响美观，遂开始治疗。初在皮肤科给予外用药物和口服维生素 E、六味地黄丸治疗月余，症状无缓解，后求治于余。诉无其他不适症状。查：面部两颊处对称分布褐色斑块，额部稍有浅褐色斑块，如云状，舌苔薄黄，脉沉滑，处方为：荷叶6g，防风10g，蝉蜕6g，桔梗10g，百合10g，浙贝母15g，淡竹叶10g，木通10g，瓜蒌皮10g,法半夏10g,茺蔚子10g,夏枯草15g,甘草6g。5 剂,嘱服药10天。复诊，两颊部色斑已有所减少，颜色变浅，上方见效，效不更方，继以上方服用1个月，褐斑消失，遂停药，后随访半年未再复发。

过敏性紫癜，中医有良方

过敏性紫癜是一种较常见的毛细血管变态反应性疾病，病变主要累及皮肤、黏膜、胃肠、关节及肾等部位的毛细血管壁，使其渗透性和脆性增加，以致造成出血症状。临床以青少年、女性较为多见。中医学称之为"肌衄"，亦称"发斑"，属于"血证"范畴，此与过敏性紫癜有相似之处，故临床多参考治疗。《证治要诀·诸血门》："血从毛孔而出，名曰肌衄。"中医学认为本病为病邪侵扰机体，损伤脉络，离经之血外溢肌肤黏膜而成。病因以感受外邪、饮食失节、瘀血阻滞、久病气虚血亏为主。临床以阳证、热证、实证为多，若迁延不已，反复发作则表现为虚症及虚实夹杂之证。过敏性紫癜初起系感受外邪，灼伤血络所致，甚则导致热毒内盛迫血妄行。若日久不愈，或反复发作则又表现为气血亏虚，瘀阻脉络，成难治之症。

笔者在病房时，以血热为主者，多选用犀角地黄汤加味治疗；若以关节型为主者，选用凉血五根汤（北京中医学院经验方）治疗，其组方为：紫草、茜草、生地黄、丹参、牡丹皮、赤芍、白茅根、木瓜、川牛膝、丝瓜络、当归、板蓝根、鸡血藤、白鲜皮。但在病房治疗此病，多加用抗过敏药物、激素、维生素C等，也取效，但多责之于西药的疗效。这不利于经验的总结与积累。近于门诊治疗一患者，印象至深，故笔录于此，分享于同仁。

某女，24岁，因间断下肢皮疹7年，再发3天来就诊。病人于7年前无诱因出现双下肢皮疹，曾在当地医院治疗，诊断为过敏性紫癜，给予输液治疗后症状好转。病人于3天前开始出现双下肢皮疹，延及大腿，呈红色，绿豆大小，有轻微瘙痒，无关节疼痛，无腹痛等不适症状。病人自用"皮炎平"软膏外搽，效果欠佳，遂来就诊。因怕西药用激素治疗，遂要求中医治疗。查：舌苔薄白，脉沉；尿常规示：隐血3+，蛋白质2+。治疗给予参芪地黄汤加味治疗。处方为：党参15g，黄芪30g，生地黄20g，山药15g，枣皮15g，牡丹皮12g，茯苓15g，泽泻12g，仙鹤草40g，白茅根20g，连翘15g，赤芍15g，白鲜皮15g，当归15g。嘱病人服药5剂，每日1剂。复诊，双下肢皮疹消退、留有淡黄色沉着斑点，无瘙痒等不适症状。复查尿常规示：未见蛋白尿和隐血。嘱再服上方5剂治疗，以善其后。

参芪地黄汤的运用，笔者受陆长青教授经验的影响，陆老用本方加味治疗紫癜肾，或加荆芥、蝉蜕、桑叶、白茅根、石韦、仙鹤草、连翘、小蓟、牡蛎；或合麻黄连翘赤小豆汤；或合二至丸，对于紫斑的消退，尿蛋白的消除有较好的疗效。本方能益气养阴、健脾补肾，针对西医之肾病，属于肾虚、气虚者效佳。方中黄芪味甘，性微温，归脾肺二经，功能补气升阳，益卫固表，利水消肿，托毒生肌。补气升阳可助脾气之运化升清，助肾气之气化与固摄，使精微上行而不下泄，以消除尿蛋白。肾病由于精微下泄不能为机体所用，致正虚易感外邪，外邪又是加重和诱发该病的主要原因。黄芪益卫固表可实卫气而御外邪，补肾气以气化水液，补脾气以运化水湿，补肺气以通调水道，可达利尿消肿之效。配党参可增强补气作用，六味地黄汤滋阴补肾，所谓"阴中求阳"。诸药合用可健脾益肾，气阴两补。此案患者紫癜病程较长，属于脾肾皆虚的证候，脾气虚则不能统摄血液，溢于肌肤则见紫癜，本该以归脾汤加味治疗，但方中取参芪归之归脾汤的主药，再合六味以补肾气，以仙鹤草、白茅根、连翘、赤芍、白鲜皮治病之标，诸药合用，故取效甚捷。

 ## 漫话田三七，疗疾多多

三七这味药，为血证之要药，我常想，血中之药，多为红、黑色，与血之颜色相同，方为治疗血证之药，比如赤芍、茜草、丹参、苏木、红花、鸡血藤、血竭等，而有些药将其炒为黑色入药，使其治疗血证，如荆芥、蒲黄、血余炭等，正如古人说："红见黑则止"而三七不为红、黑之色，可治疗血证，且为良药，如《中药学》记载本药甘、微苦，温，归肝、胃经。有散瘀止血、消肿定痛之功。并有"止血神药"之称，散瘀血，止血而不留瘀，用于治疗人体内外各种出血，对于有瘀滞肿痛者尤为适宜，并治疗跌仆损伤有很好的疗效。现代医学用本方治疗心脑血管、肝病取得较好的疗效。

记得在农村行医时，老百姓多有外伤出血的小伤口，用三七粉倒入伤口上，再用纱布包扎，其血自止，几日伤口可愈，对于伤口较大，出血量较多者，先用压脉带压住出血前端，再敷以药粉，效果也好。在病房，我们遇到有鼻出血者，用凡士林纱布上撒上三七粉少许，进行鼻腔填塞，比单独用凡士林纱条效果好。在我们川北民间，多以此物和当归、老母鸡同炖，老百姓说这样补身子很好，特别适宜月子期间的妇人。如《新中医》1999 年 2 期载，三七治疗老年眩晕。原文云："家父黄国庆老中医以本品治老年眩晕症，疗效满意，现介绍如下。治疗方法将三七研至细末过 120 目筛，分装于 0.5g 空心胶囊，装瓶密封备用。每次 1g，每日 3 次，饭后温开水送服。15 天为 1 个疗程，或以治愈为度。"此法笔者临床用于多例老年性眩晕，排除脑出血的急危重症外，取效多佳。汪承柏说："三七有降酶、降絮、提高白蛋白、降低球蛋白等作用，是治疗慢性肝炎最有希望的药物。"笔者治疗慢性肝炎，以本品粉剂，每次服用 1～2g，每天 3 次，与汤药一起服用，效果非凡。

对于有些报道，用本品治疗上消化道出血有效，但由于条件所限，笔者临床未予验证。

三七在复方中的运用，笔者运用较多的是由重庆市中医研究所熊寥笙老中医的疏肝理脾汤，此方由柴胡 12g，香附 9g，党参 12g，白术 12g，制首乌 12g，泽泻 9g，三七粉 3g，丹参 12g 组成。本方为疏肝理脾、养血活血之剂，用于治疗肝气郁结而致胁肋胀痛、心烦失眠；脾虚不运而致脘闷食少、大便稀溏、神疲肢软等症。熊老临床多用于治疗慢性肝炎、早期肝硬化以及冠心病等疾病。笔者临床用本方治疗数例脂肪肝效果很好。

冬季，高原缺氧，笔者出现胸闷、胸痛、气短，活动后尤为明显，高原医师多以"复方丹参滴丸"为其必备之药，临床多以本药治疗高原疾病，但病人多反映效果不明显。后笔者服用三七粉，每次 3g，每天 3 次，结果多在服药 1 天后症状好转。此后笔者多以本品治疗高原低氧导致的慢性高原反应病症，取得较为满意的疗效。我们药房每日打三七粉，就我个人用此药，有时可以到 1 斤（500g）。证明本品可以抗高原缺氧的症状。后细思，慢性高原疾病，多为眼结膜充血，面部高原红或面色黧黑，口唇、甲床青紫，胸

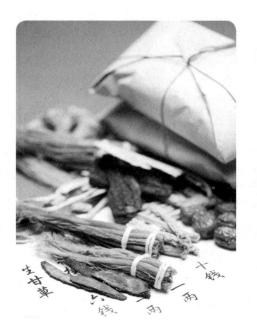

闷，胸痛，气短，头痛，头晕，时有鼻出血等一系列症状，从这些症状分析，我们不难看出，此为血瘀证，兼有气虚之症。笔者根据中医理论理解，高原长期为高寒地带，且缺氧较重，寒则血凝，故血易于凝滞，导致血瘀。人体之宗气，是肺从自然界吸入的清气和脾胃从饮食物中运化而生成的水谷精气相互结合而组成，外在清气不足（缺氧），则宗气生成亦不足，故易于气虚，所以高原易出现气虚、血瘀的病症，然气虚推动血流减慢，则易于瘀滞，故气虚又可加重血瘀。三七又名参三七，据现代药理学研究，其成分主要是人参皂苷，包括人参三醇、人参二醇。此外，尚含黄酮苷、淀粉和油脂等。性温、味甘、微苦，有止血散瘀、益气生津、消肿定痛之效，故用于治疗慢性高原疾病是一味较为理想的药物。

综上所述，三七这味药，在中医学理解，则有止血散瘀、益气生津、消肿定痛之功，主治咯血、吐血、衄血、便血、崩漏、外伤出血、胸腹刺痛、跌仆肿痛。《本草纲目》云："三七止血，散血，定痛。"《玉楸药解》云："三七和营止血，通脉行瘀，行瘀血而敛新血。"而在现代医学理解，本品有止血、抗血栓、促进造血功能、保护心血管系统、抗炎、保肝、抗肿瘤、镇痛等作用。临床只要运用得当，取效甚佳。

 ## 独圣山楂方，消食活血良

今日再读《医宗金鉴·删补名医方论》，书中一方，名独圣散，由南山楂肉（炒）一两组成，水煎，用童便、砂糖和服。

原文云："吴于宣曰：经云：心主血，脾统血，肝藏血。故产后瘀血停滞，三经皆受其病，以致心腹瘀痛、恶寒发热、神迷眩晕、饱膈满闷。凡兹者，由寒凝不消散，气滞不流行，恶露停留，小腹结痛，迷闷欲绝，非纯用甘温破血行血之剂，不能攻逐荡平也。是方用灵脂之甘温走肝，生用则行血；蒲黄辛平入肝，生用则破血。佐酒煎以行其力，庶可直抉厥阴之滞，而有推陈致新之功。甘不伤脾，辛能散瘀，不觉诸证悉除，直可以一笑而置之矣。至独圣散用山楂一味浓煎，与砂糖童便同服者何也？山楂不惟消食健脾，功能破瘀止儿枕痛；更益以砂糖之甘，逐恶而不伤脾，童便之咸，入胞而不凉下。相得相须，功力甚伟，名之曰独圣，诚不虚也。"正如《本草经疏》中说：山楂，《本经》云味酸气冷，然观其能消食积、行瘀血，则气非冷矣。有积滞则成下痢，产后恶露不尽，蓄于太阴部分则为儿枕痛。山楂能入脾胃消积滞，散宿血，故治水痢及产妇腹中块痛也。大抵其功长于化饮食、健脾胃、行结气、消瘀血，故小儿、产妇宜多食之。可知，独圣散之山楂取其散瘀行滞之功。

《中药学》载本药酸甘，微温，归脾、胃、肝经，有消食化积、散瘀行滞之功。消食以肉食和乳食积滞为主。临床医家最常用的是焦三仙，由炒山楂、炒建曲、炒麦芽组成，为消食化积之常用配方。焦树德先生在此基础上加炒槟榔，名焦四仙，多以饮食积滞较甚者效果很好。马有度先生在《医方新解》中载消食散，组方为山楂、鸡内金、麦芽用于各种消化不良，效果甚好。蒲辅周老中医的经验，用焦三仙、鸡内金、山药，比例为 1 ∶ 2 ∶ 3，共为细末，每次五分至一钱五分，红糖水送服，日两次。此方消补兼施，用于治疗小儿疳积，效果很好。其中用于治疗脘腹痞满胀痛，嗳气泛酸，恶食呕逆，大便泄泻，舌苔厚腻，脉滑的保和丸，此方用于一切食积，多取效。更有健脾丸、资生丸为健脾开胃，消食止泻之常用方。可知山楂为饮食积滞之要药。

用于散瘀行滞，见于《景岳全书》卷五十一载的通瘀煎，其组方为：当归尾 9 ～ 15g，山楂、香附、红花（新者，炒黄）各 6g，乌药 3 ～ 6g，青皮 4.5g，木香 2.1g，泽泻 4.5g，以水 400ml，煎至 280ml，加酒 100 ～ 200ml，食前服。本方活血祛瘀、行气止痛。用于治疗妇人气滞血积，经脉不利，痛极拒按者。橘核丸，此方笔者见于陈鼎三先生的《医学探源》一书，组方为橘核 9g，吴茱萸 4.5g，香附子 9g，川楝子 1 枚，荔枝核 6g，小茴香 6g，山楂核 9g。研细末，蜜丸，每服用 9g。少腹、睾丸，皆肝之地位。中寒疼痛，名曰寒疝，盖由气结不通、凝滞不散。方中诸子辛温散结，其义易见也。

笔者初学医时，跟师于当地老中医，老师常于治疗瘀血腰痛的处方中加入山楂，且量较大，当时不甚理解，因只知道山楂能消食，老师说："山楂之核形如腰椎之形，故能治之。"后在《本草图经》中读到："治痢疾及腰疼。"亦是取散瘀行滞之功，方知其真意。

现代医学研究，本方有降血脂、降胆固醇的作用，按中医理论理解，这主要归功于有消肉食积滞之功，而对于心血管的血液循化的影响，要归功于散瘀行滞之功。

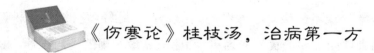

《伤寒论》桂枝汤，治病第一方

《医宗金鉴》中说："先自张机书起，盖以前之书，皆有法无方，《伤寒论》《金匮要略杂病论》创立方法格式，始有法有方。诚医宗之正派，启万世之法程，实医门之圣书也。"可知，一部《伤寒杂病论》为医家之宝典，病家之福音。而《伤寒论》中的第一方桂枝汤，其药简理深，临床运用广泛，为常用之方。

桂枝汤，组方为：桂枝三两，芍药三两，生姜三两，甘草（炙）二两，大枣十二枚，上五味，以水七升，煮取三升，服一升，覆令微汗，不可令如水流漓病必不除。若服一升，汗出病瘥，不必尽剂。服已，更啜稀粥一盏，以助药力。

本方为调和营卫、解肌发汗之功，为治疗太阳中风证之主方。后世用本方治疗低热、自汗盗汗、恶寒、皮肤瘙痒症、荨麻疹、鼻炎以及沉寒痼冷，肢体疼痛取得较好的疗效，临床案例较为多见。

马有度老师用本方治疗除表虚之人患外感外，还用于病后、产后身体虚弱，虽未外感，却有时而微寒，时而微热，气短多汗，食少眠差者，以及溃疡病、消化不良、营养不良、神经衰弱、脑外伤综合征、小儿遗尿等，均有较好的疗效。

黄煌先生说："桂枝汤是治疗自汗的经方。这种自汗，大多见于瘦弱之人，经过极度疲劳、饥饿、寒冷、创伤等刺激，精神不振，烘热汗出，心悸，食欲缺乏。为何会出汗？传统的解释是营卫不和，是表虚，也就是机体的自我稳定自我和谐能力下降的缘故。桂枝汤就是调和方，是强壮方，是抗疲劳方。我那位朋友经过一场大的手术，是一次较大的创伤，自汗就是体质虚弱的表现之一。桂枝汤不仅仅单纯的收敛汗液，而是调整体质，是通阳气，药后，果然胃气来复，汗也收了。桂枝汤帮助她较快地恢复了健康。桂枝汤方很小，药仅 5 味，价极廉，但效果却极显著。几千年来，屡用屡效，是千古良方。我真希望大家多多使用桂枝汤！"

　　而用本方治疗泄泻，从仲景仙师的小建中汤的证治，可以看出一些端倪来。小建中汤为桂枝汤倍芍药，加饴糖而成，本方治疗胃痛有较为满意的疗效。如《柳选四家医案·王旭高医案》中载：脉双弦，有寒饮在胃也；胃痛吐酸，木克土也，得食则痛缓，病属中虚，当和中泄木祛寒，小建中汤加减主之。笔者第一次看到用桂枝汤治疗腹泻，是在《陈瑞春论伤寒》一书中，书中说道："一般说来，夏暑酷热，外热里寒，人与天地相应，肌肤表热，脾胃里寒，常可诱发腹泻，临床上称之为时行腹泻，习惯用藿香正气散治疗，然夏日腹泻，用正气散尚嫌表散太过，用桂枝汤则发中有收，健运脾胃、振奋中焦，不失于拨乱反正，恰到好处。"并举案例为："某男，32 岁，于盛夏之时，恣食生冷，次日凌晨顿觉腹痛，身体洒淅作寒，继之肠鸣腹泻，大便稀溏，周身困倦，四肢清冷，肌肤凉润；脉缓而软，舌淡苔白。处方为：桂枝 10g，白芍 10g，炙甘草 5g，木香 10g，藿香 10g，神曲 10g，生姜 3 片，大枣 3 枚，水煎温服，嘱其药后啜热粥 1 小碗。果尔，1 剂后身暖如日浴，泻止大半，再剂其病如失，照常上班。"陈老说："桂枝汤健运脾胃，有其独特之功。桂枝配甘草温养脾胃之阳；芍药配甘草和脾缓急止痛，配伍姜枣调和营卫。全方内可健运脾胃，外可调和营卫，既温在里之寒，又散在表之寒，其妙者温而不燥，平淡之中有奇功。如上治腹泻，甚者加白术、茯苓；不甚者加建曲、木香；呕加陈皮、半夏。"再如，《伤寒论方医案选编》中有录："一妇人患下利数年，不进食，形体羸瘦，肌肤甲错，不能起卧，医时以参附诃罂之类治之。先生诊之，百合篇所谓见于阴者，以阳法拯之者也。乃与大剂之桂枝汤，使复而取汗，下利止。更与百合知母汤，以谷食调理之，渐渐复原。"

刘老对于本方的使用，有如下之概括：①使用时应注意桂枝与芍药的用量应相等，否则，不能起到调和营卫的作用，若将桂枝或白芍的用量增减，则治疗范围就将改变。②服用桂枝汤取汗者，必须啜热稀粥以助药力，既益汗源，又防伤正。③发汗不可太大，以微有汗为佳。④对于无汗、脉浮紧的伤寒表实证，以及舌红、口渴、咽痛等温热病，禁用本方。

正如《医宗金鉴》中说："凡风寒在表，脉浮弱自汗出者，皆属表虚，宜桂枝汤主之。名曰桂枝汤者，君以桂枝也。桂枝辛温，辛能散邪，温从阳而扶卫。芍药酸寒，酸能敛汗，寒走阴而益营。桂枝君芍药，是于发散中寓敛汗之意；芍药臣桂枝，是于固表中有微汗之道焉。生姜之辛，佐桂枝以解肌表。且大枣之甘，佐芍药以和营里。甘草甘平，有安内攘外之能，用以调和中气，即以调和表里调和诸药矣。以桂、芍之相需，姜、枣之相得，藉甘草之调和阳表阴里，气卫血营，并行而不悖，是刚柔相济以为和也。而精义在服后须臾啜热稀粥以助药力。盖谷气内充，不但易为酿汗，更使已入之邪不能稍留，将来之邪不得复入也。又妙在温服令一时许，微似有汗，是授人以微汗之法。不可令如水流漓，病必不除，禁人以不可过汗之意也。此方为仲景群方之冠，乃解肌，发汗，调和营卫之第一方也。凡中风，伤寒，脉浮弱汗自出而表不解，皆得而主之。其他但见一二证即是，不必悉具。故麻、葛、青龙发汗诸剂，咸用之也。若汗不出麻黄证也，脉浮紧者麻黄脉也，固不可与桂枝汤。然初起无汗，当用麻黄发汗，如汗解后复烦，脉浮数者，与下后脉仍浮，气上冲者，及下后下痢止而身痛不休者，皆用此以解外。何也？盖此时表虽不解，腠理已疏，邪不在皮毛而在肌肉，且经汗下，津液已伤，故脉证虽同麻黄而主治当属桂枝矣。粗工妄谓桂枝汤专治中风，不治伤寒，使人疑而不用；又谓专发肌表不治他病。不知此汤倍芍药、生姜加人参，名桂枝新加汤，用以治营表虚寒、肢体疼痛；倍芍药加饴糖，名小建中汤，用以治里虚心悸，腹中急痛；

再加黄耆，名黄耆建中汤，用以治虚损虚热，自汗盗汗。因知仲景之方，可通治百病也。"

 医案常熟读，临证思路多

面瘫，西医学名为面神经麻痹，也称面神经炎、贝尔麻痹、亨特综合征，是以面部表情肌群运动功能障碍为主要特征的一种常见病，一般症状是口眼㖞斜。它是一种常见病、多发病，不受年龄和性别限制。患者面部往往连最基本的抬眉、闭眼、鼓腮、努嘴等动作都无法完成。中医学称本病为口僻，多因脉络空虚、风痰之邪中络所致。如《灵枢·邪气脏腑病形》说："阴之与阳也，异名同类，上下相会，经络之相贯，如环无端。"又如《灵枢·脉经》中说："经脉者，所以能决死生，处百病，调虚实，不可不通。"盖风邪中络，必先有"肝风内动之相召"，大抵外风乘虚而入，二风相搏，阻遏经络，郁而生痰，痰气交结，气机失畅，内痰壅滞，"风性善行而数变"，其性主动，故症见口眼㖞斜。病人多有正气不足，风邪入中脉络，气血痹阻所致。正所谓："邪之所凑，其气必虚。"治疗上宜祛风化痰，息风止痉，活血通络。本病历代多以牵正散加味治疗，取效颇佳。

近日读《熊继柏临证医案实录》，书中案例翔实，选方精准，每每于平淡方中见奇效，笔者甚为钦佩与叹服。对于面瘫的治疗，于笔者很有启迪，临床帮助较大。熊老治疗面瘫举例如下。

案例一。患者为老年女性，左侧面部口角㖞斜3个月，伴有头痛、头晕、少寐，舌苔薄白滑，脉弦。治疗以羌防导痰汤合四虫散，其组方为：野天麻20g，地龙10g，蝉蜕10g，僵蚕30g，全蝎8g，羌活10g，防风10g，陈皮10g，法半夏10g，茯苓15g，胆南星6g，枳实10g，甘草6g。病人服药20剂，症状明显改善，后以上方加钩藤15g，白附子5g，蜈蚣（去头足）1只，服用数剂而愈。

案例二：为治疗一青年女性，用温胆汤合天麻四虫饮治疗而愈。

笔者师其法，治疗面瘫，取羌防导痰汤合天麻四虫饮治疗，组方为：天麻20g，地龙10g，蜈蚣（去头足）1只，僵蚕30g，全蝎8g，羌活10g，防风10g，陈皮10g，法半夏10g，茯苓15g，胆南星6g，枳实10g，钩藤20g，甘草6g。此方取天麻四虫饮、钩藤以平肝息风止痉；羌活、防风祛风；导痰汤燥湿祛痰。诸药合用，风祛痰清，诸症可愈。若夹有瘀血者加红花、桃仁以活血化瘀；便秘者加大黄；若病之初起，可加葛根。总之，此方治疗面瘫，风痰为其病因，治疗总以祛风化痰为要。笔者临床验证数例，未有不效者。（案例略）

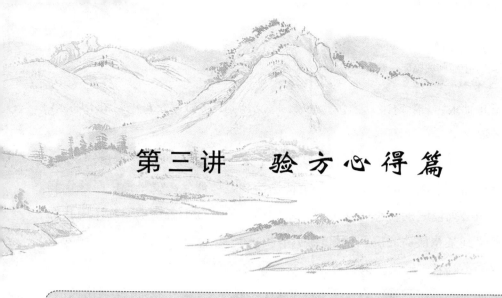

第三讲　验方心得篇

　　此篇记录了笔者临床常用的经验方，这些经验方的特点是药源丰富、取材方便、价廉效佳，故笔录于此，供同仁参考。其中"臌胀失治录"为一治疗失败案例，笔录于此，供同仁讨论。"四诊心法要诀"为笔者摘录于《医宗金鉴·四诊心法要诀》，为临床医家必读、熟记、理解、运用的章节，故摘录于此。

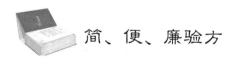 简、便、廉验方

　　一日，笔者读陈鼎三先生的《医学探源·陈鼎三先生传略》中有一案例，原文云："1934 年，先母患大头瘟，头面焮肿，灼痛难忍，皮薄光亮，眼不能睁，卧床旬日，屡治乏效。仙师至，疏三花饮（金银花 30g，菊花 30g，鲜地丁 120g，生甘草 15g）一剂显效，三剂痊愈"，读到此文，笔者突有所悟，此方药少而简，药源易得，其效特宏，实为很好的验方，遂笔录下来，记于心中，后临床以此方治疗几例痈疽疮疡患者，均取得很好的疗效。

　　作为医师，临床工作中要遇到很多病例，其临床表现远远超过教科书上所描述的，其病种繁多，表现错综复杂，有时措手不及，真是书到用时方恨

少。因此勤求古训，博采众方，多读书，广泛涉猎，多做笔记，并运用于临床，方不致捉襟见肘。

对于简便廉验方，有人似乎觉得那是江湖医生所为，我有时也这样认为，但却不尽然。中医学的基本特点是辨证论治和整体观念，就是说中医认识和处理疾病必须以它的特点为其准绳，这样动笔处方方不会错，但临床中我们也经常遇到某些疾病的病因病机较为简单、明了、症状单一的疾病，而处方用药效果不好者，用简便廉验方亦常取得较为满意的疗效，这种情况亦不少。对于简便廉验方，我觉得有以下几个特点：①药味少；②疗效好；③运用灵活，可以加入复方中运用；④便于记忆。以下这些方剂虽不是我所创，也不是名家之方，而多源于他人的经验之谈，笔者以此用之于临床取得较好的疗效，故笔者笔录于此，供同仁临床参考，若于临床有所裨益，甚感欣慰。

1. 手足脱皮方

金钱草 15g，白芷 15g，五倍子 15g，苦参 15g，当归 15g，苍耳子 15g，狗脊 30g。上药加水 3000ml，煮取 2000ml 药液，将肢体浸泡于药液 10 分钟后取出，每天 1 剂，每天泡 2～3 次，一般 1 剂药可以痊愈，重者 2 剂，愈后忌食辛辣和用碱水洗手。

2. 慢性咽炎方

桔梗 10g，甘草 10g，贝母 10g，半夏 10g，玄参 15g，白花蛇舌草 15g，鸡蛋 1 个，食醋 30ml。先将上药煎煮好后，去渣将醋倒入煮沸，再离火兑鸡蛋清，搅匀即得，每日 1 剂，早晚 2 次分服，徐徐吞咽，忌烟酒辛辣油腻食品，一般半个月左右可愈或明显好转。

3. 产后缺乳

黄芪 30g，党参 30g，当归 15g，大枣 15g，通花根 30g，甲珠 12g，生麦芽 45g，前猪蹄 750g。将上药布包与猪蹄同煮，吃肉喝汤，2 天服完，一般 1 剂见效，2～3 剂有显效。

4. 压疮

黄芪 30g，红花 30g，白蔹 20g，75% 酒精 500ml，浸泡 7 天，去渣装瓶，

外搽，效果较好。笔者所在住院部，遇压疮较多，当地老百姓皆以藏红花泡酒精外搽，也取得一定的疗效。但本方效果更佳。

5. 音哑

蝉蜕 30g，木蝴蝶 20g，煎药代茶饮，忌食辛辣油腻之物，此方效佳。

6. 夏季痱子

小儿多患，成年人也有，以黄瓜取汁，与硼砂少许（约 3g）调匀外搽患处，效果较好。

7. 脂溢性皮炎

头皮屑较多者，以硼酸和小苏打粉各等份（约 15g），放在温水里洗头，每日 1 次，效果较好。

8. 急性胃肠炎

腹泻，无恶心、呕吐者，无明显腹痛者，取庆大霉素 8 万 U（1 支），口服，一般取效在 1～3 支。

9. 临床常遇到小的烫伤

我多用利福平胶囊 5 粒，去掉胶囊，取红色药粉，和氯霉素注射液 5 支混合后，用棉签外搽患处，效果很好。几年前，一青年，学骑摩托车时，不小心烫伤左下肢（腓肠肌处），面积约两三指宽，疼痛，有少许渗出，用上方 2 天，患处结痂、不疼痛，数日则愈。后多以此法，愈人较多。

10. 尖锐湿疣

本病为性传播疾病，临床较为常见，治疗也颇为棘手。现代医学多以抗病毒加激光、电灼等治疗，收效很好，但费用较高，普通诊所难以备齐设备，我这方简单，费用较低，易于推广。这是在成都时，老师所受。用 2.5% 氟尿嘧啶注射液 10ml，加入利多卡因 1ml，混合均匀后，用棉签蘸取药液涂擦疣体表面，使疣体变白即可，每天 2 次，不要超过 2 次，蘸的药液不要过多，不要涂在正常皮肤上，涂药 10 分钟内不要活动，以防摩擦后皮肤破溃，1 周为 1 个疗程，一般 1 周多可痊愈。

一中年男性，患尖锐湿疣 1 个月之久，曾耗资万元未愈，闻师治疗皮肤疾病效果较好，而来我们诊所治疗，给予上方治疗，再给予每日肌内注射聚肌胞 1mg，病人经治疗第 3 天疣体明显消退，共治疗 1 周，疣体完全消失，皮肤变为正常（有少许色素沉着），临床痊愈。患者感激不尽，其言难表。

11. 扁平疣

本病不易治疗，中医学称为"瘊子""枯筋箭"，现代医学认为本病为病毒感染所致，中医、西医治疗本病，方法很多，但取效多不佳。笔者几年前有幸读到《新中医》杂志 1984 年第一期，书云："根据《本草纲目》'……肢体疣目，地肤子、白矾等份，煎汤频洗。'略改动其分量用法，称为'肢体疣目擦剂'，运用于临床治疗扁平疣 27 例，获较满意疗效，今介绍如下：一、药物组成、制备及用法：地肤子 150g，用水 1000ml，煎至约 300ml 后去渣，加入白矾 50g 溶化冷却装入瓶内备用。用时以棉球蘸擦剂在患处稍用力涂擦，使局部红润，不要漏掉每一患处，每日擦药 3 ～ 6 次，治疗期间禁用化妆品，每剂用 15 天左右。使用此方治疗简便，易行，经济，无任何痛苦，不留瘢痕。"笔者后以此方治疗 10 余例患者，收到较好的疗效，但临床常配伍西药聚肌胞 1mg 肌内注射，每天 1 次，多在 2 周左右痊愈。

12. 足癣

本病以足趾糜烂瘙痒而有特殊臭味而得名，多以渗出为主，但临床有干燥性者，也较为多见。笔者治疗多以西药为主，对于糜烂者用头痛粉 10 包，倒入温水中泡足，待干后再搽皮康霜（广东顺德生产的），数日可愈。若属于干燥性者只以皮康霜外搽，效果较好。临床案例较多，这里不再举例赘述。

13. 急、慢性胆囊炎方

柴胡 24g，黄芩 15g，半夏 15g，党参 15g，大枣 10g，枳实 12g，白芍 15g，延胡索 15g，川楝子 9g，郁金 15g，炙甘草 6g。此方为小柴胡汤合枳实芍药散合金铃子散加味而成，用于治疗胁痛、口苦、干呕等症状效果很好。

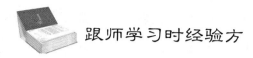 跟师学习时经验方

1．笔者早年行医于乡里，曾拜师于我村一老者，年 95 岁，朱颜鹤发，行动利索，住在山间密林之处，以茅屋为居，擅长于草药治病，取效多佳，时人传得鲁班书上下册，故而无后，每日里以酒代茶，师于西山日薄之际手写一书与我，多为民间中草药治病之经验，但民间草药之名多为地方名，其名仅限于某县、某乡，现将其通用之名的部分处方笔录于此，供同仁参考。

（1）气痛方

九种气痛有妙方，吴萸小茴用良姜，乳香没药加山楂，胡椒官桂芭蕉花，沉香广香顺气化，共和为末细如沙，痛时甜酒来服下，一次除根永不发。

师常说，有了沉香无气痛。笔者理解，本方用于治疗胃痛，属于寒者，取效颇佳。后笔者父亲用本方治疗多例胃痛患者，以温开水冲服，其效甚佳。本方之芭蕉花，为四川一带多见，与香蕉树同科目，其果没有市场香蕉大，其味相同。

（2）三十六种风湿病方

羌活、独活、当归、防风、天麻、川芎、草乌、川乌、海桐皮、首乌。

又方：老鹳草、麻黄、桂枝、木瓜、天麻、松节、川乌、草乌。

又方：火麻风、九节风、红牛膝、筋骨草、破骨风、刺五加、大血藤、小血藤、淫羊藿、伸筋草，泡酒服用。

前两方剂临床可以作为基础方加减治疗痹症，效果较好。其师很爱用老鹳草，他在书中云：老鹳草一名天罡草，用于治疗一切风湿麻木疼痛，皆有效。

（3）治疗痔方

补中益气汤加槐花、黄连，用于内痔、外痔多有效，对于外痔用蜘蛛 7 个，瓦上炕干存性，研末外搽患处。

（4）治疗气胀

山萝卜、隔山撬、鱼鳅串、五谷根、臭草根、桐子树根、卷子树根，与猪瘦肉炖服，效果很好。

此处之气胀一病，笔者理解为臌胀之证，属于气机郁滞、水湿内停者效果较好。

当然，对于民间验方，我们应该客观地看待，比如疾病的病名、药物的名称，可能在当地耳熟能详，但作为书面的知识交流，有待考证。书中所言的治疗效果皆言很好，也有待临床验证。

2. 笔者 1996 年师从于当地名老中医罗汉卿老师门下，老师临证处方用药，效果很好，每日病人 70 号左右，很多病人慕名百里而来就诊，多满意而归。现就老师临床用药的部分经验笔录于此，与同仁诸君一起分享，以供临证参考。

（1）头痛验方

处方：生地黄 15g，白芍 15g，当归 15g，川芎 15g，羌活 12g，独活 12g，防风 15g，白芷 15g，蒺藜子 12g，藁本 12g，僵蚕 15g，菊花 15g，石膏 20g，蔓荆子 12g，蜈蚣 2 条，珍珠母 20g，甘草 6g。

老师认为，头痛多为风邪所致，故用四物汤加味治疗，取"治风先治血，血行风自灭"之意。取羌活、独活、防风、白芷、蒺藜子、藁本、僵蚕、菊花、蔓荆子、蜈蚣，以祛风止痛；珍珠母平肝息风；甘草调和诸药；石膏入阳明胃经，笔者理解，若无阳明经头痛，可去。诸药合用，对于血虚风动、肝风上扰所致头痛效佳。还有老师此处治头痛，不适宜外感头痛。

某患者女性，41 岁，左侧头痛 1 年，多在月经后发作，服用镇痛片、西比灵等药物治疗，症状可以缓解。下次月经后再发，后给予服用上方 1 剂（吃 2 天），未服用西药，症状明显好转，且较服用西药后头脑更清爽，嘱续服上方 5 剂，后头痛未再发作。

（2）牙痛验方

处方：羌活 15g，防风 15g，白芷 15g，川芎 10g，北细辛 5g，蜈蚣 2 条，蒺藜 15g，藁本 15g，蝉蜕 12g，石膏 30g，地骨皮 20g，黄芩 12g，柴胡 10g，升麻 9g，玄参 15g，甘草 6g。水煎温服，每日 3 次。若牙痛已愈，再服用附片 12g，三棱 12g，玄参 12g，煎水温服，每日 3 次，据老师讲，此法可以使牙痛永不复发。本方取羌活、防风、白芷、细辛、蜈蚣、藁本、蝉蜕、川芎，以祛风散寒止痛，更取"火郁发之"之意；石膏、地骨皮、黄芩、升麻、柴胡、玄参，以清热泻火。而附片的应用，笔者理解：本品入肾经，以温肾散寒止痛而治其本。

恩师认为：牙床属胃，牙齿属肾，肾主骨，齿者骨之余，故牙齿痛者，多属胃肾病也。凡牙痛不外风、寒、火、虫为其致病之因，故恩师常用自拟方，用于临床效果较好。

对于龋齿所致的疼痛，笔者经验为：取冰硼散 1 支，用少许棉花蘸乙醇以使棉花浸湿为度，再将冰硼散少许倒在棉花上，塞入虫牙空洞处，其痛一般几分钟可止。

笔者临床用此方治疗本病无数，效果确实很好，但对于后面 3 味药的应用，没有实践经验，对于后面的方法，笔者认为前贤的经验可以继承，但应持客观公正、辩证唯物的观点，而不能一味地、不加分析地继承。

（3）痹证验方

处方：熟地黄 15g，白芍 15g，当归 20g，川芎 15g，威灵仙 15g，薏苡仁 30g，苍术 15g，续断 15g，桂枝 12g，秦艽 15g，杜仲 15g，松节 15g，千年健 15g，地龙 15g，二乌各 6g，羌活 15g，独活 15g，桑寄生 15g，老鹳草 30g，雪莲花 30g，甘草 6g。水煎温服，每日 3 次。

痹证一病，临床较为常见，多为风寒湿热之邪乘虚而入，导致气血不通、经络痹阻，引起的肌肉、关节、筋骨发生疼痛、酸楚、麻木、重着、灼痛、屈伸不利，甚或关节肿大变形的病症。陈钟龄说：治行痹者，散风为主，而以除寒祛湿佐之，大抵参以补血之剂，所谓治风先治血，血行风自灭也。治痛痹者，散寒为主，而以疏风燥湿佐之，大抵参以补火之剂，所谓热则流通，寒则凝塞，通则不痛，痛则不通也。治着痹者，燥湿为主，而以祛风散寒佐之，大抵参以补脾之剂，盖土旺则能胜湿，而气足自无顽麻也。故师选用四物汤加味治疗。若久痛入络者加三虫散（全蝎、蜈蚣、乌梢蛇）；瘀血甚，加鸡血藤、延胡索、红花。病于上肢者，加桑枝、姜黄；病于下肢者牛膝、杜仲、木瓜参考用之。

笔者常用本方于临床，效果颇佳。2006年，我邻村一妇女，年50，全身多关节疼痛10余年，以手指关节，双膝关节疼痛为主，伴麻木，晨僵，曾在某医院诊断为类风湿关节炎，服药无数，时有效，时无效，并用激素治疗，效果尚可。听说笔者擅治风湿，算是慕名而来了。

刻诊：体胖，满月脸（服用激素半年余所致），指关节、双膝关节肿大、变形，以至于影响活动，遇阴雨天疼痛加重；舌苔白，微腻，舌质黯红有瘀点，脉细涩，处上方原方5剂（1剂药吃2天），病人服药10天后复诊，诉疼痛较前稍有缓解，但改变不大，遂以上方加乌梢蛇15g，鸡血藤30g，延胡索15g，红花12g。5剂，并嘱将激素及其他西药停用，病人服完上药后诉关节疼痛已较前明显好转，后在笔者处服上方加减50余剂，疼痛遇阴雨天也未再发作，无晨僵，无关节肿大，无活动障碍，但关节变形未得以改变，至2008年笔者离开本村时，疼痛未再发作。

（4）通淋汤

处方：萹蓄18g，瞿麦18g，草薢15g，猪苓15g，茯苓15g，泽泻18g，木通10g，滑石30g，肉桂6g，麻黄6g，牵牛子6g，车前子15g，海金沙20g，甘草6g。本方实为五苓散和八正散加减而成，五苓散利水渗湿、温阳化气；八正散利水通淋，再加麻黄、牵牛子增强利水之功。诸药合用，为利湿通淋之较好的方剂。《医学心悟》中说："淋者，小便频数，溺已而痛是也。大抵由膀胱经湿热所致…淋证多端，未可执一而论也。"这里亦说了淋证的症状和病因，更说明了临床不应执一法而治疗诸证。回忆跟随恩师时，老师说此方不需辨证，临床只要有小便频急、淋漓不尽、尿道涩痛（即现代医学称的尿路刺激征）、小腹满急、痛引腰腹者，效果很好，虽然此说有些为过，但足以证明此方临床效果非常好。且叮嘱我，热加栀子15g；便秘加大黄 6g；石淋加石韦 15g，冬葵子 15g，金钱草 40g；气淋加乌药 15g，小茴香 12g；血淋加小蓟 15g，蒲黄 15g，生地黄 20g，藕节 15g；膏淋加黄柏 15g；若气虚加参芪。笔者在临床多以本方治疗淋证，取得较为满意的疗效，临床为了易于记忆，且命名为通淋汤，歌诀为：通淋汤治诸淋，萹瞿草薢加二苓；泽通滑桂麻丑草，海金车前利湿名。但此方对于阴虚者效果不显，我常另选猪苓汤治疗。且热甚者去肉桂。

一女性患者，年 36 岁，患尿感月余，查尿常规提示：白细胞 2+，红细胞 1+，蛋白 1+，输液治疗 5 天不显效，后求治于余。刻诊：小便频急、淋漓不尽、尿道涩痛、尿赤，偶有腰痛；舌苔薄黄，脉数。处方：萹蓄 18g，瞿麦 18g，萆薢 15g，猪苓 15g，茯苓 15g，泽泻 18g，木通 10g，滑石 30g，肉桂 6g，麻黄 6g，牵牛子 6g，车前子 15g，海金沙 20g，甘草 6g，续断 15g。上药服用 3 剂。1 周后复诊，诉症状明显改善，上药继续服用 5 剂，复查尿常规未见异常，病愈。

（5）中耳炎方

处方：金银花 15g，连翘 15g，桔梗 24g，茵陈 20g，薏苡仁 30g，黄连 9g，枳实 12g，苍术 15g，白芍 24g，龙骨 24g，牡蛎 24g，石菖蒲 15g，甘草 10g。本方有清热解毒排脓之功，为治疗耳肿痛流脓者，效果较好，若耳聋者加细辛 5g，皂角 6g。对于此方治疗耳肿痛流脓者，我多疑惑，恩师说："凡人体的腔道部位，如头、眼、耳、鼻、前阴部多为湿邪为患，因湿邪易袭阴位，而腔道中易藏湿邪，比如岩穴深处多湿润，即是此理，如因湿邪患于头，蒙蔽清窍，而致头晕诸症，临床多以半夏白术天麻汤或温胆汤加味治之；眼部流于湿邪，则多眼眵秽物，多以龙胆泻肝汤治之；湿邪留于鼻，则鼻塞流脓涕，多以银翘散加祛湿之品治疗；若湿邪病于耳，导致耳肿痛流脓，则以本方治疗。"本方取银翘以清热解毒，桔梗、茵陈、薏苡仁、黄连、枳实、苍术、石菖蒲除湿排脓；湿为患，渗出物较多，故取龙骨、牡蛎以收敛固摄；芍药甘草以柔肝缓解疼痛，诸药合用，不失为治疗耳部疾病之良方。

记得才出师不久，遇一少年男性，年 12 岁，诉左耳疼痛 2 天，问及起病之因，源于 2 天前在池塘游泳玩耍，染污水而病。细查：左耳道有少许黄色液体渗出，味臭，耳部有压痛；舌苔薄黄，脉象浮。处方为：金银花12g，连翘12g，桔梗15g，茵陈20g，薏苡仁20g，黄连6g，枳实6g，苍术10g，白芍15g，龙骨15g，牡蛎15g，石菖蒲10g，甘草5g。嘱服药3剂，病人服药完毕，诸症告愈。

（6）肾炎方

组方：菟丝子20g，狗脊15g，续断15g，桑寄生20g，黄连9g，黄芩12g，黄柏12g，滑石20g，益母草30g，穿心莲30g，金钱草30g，伸筋草20g，鱼腥草30g，白花蛇舌草30g，萹蓄20g，瞿麦20g，鹅管石30g，甘草6g。本方药味较多，师多以本方治疗肾病水肿，取得较好的疗效。细究肾病水肿之病因，多由外邪侵袭、内伤肺脾肾而致，肺为水之上源，主皮毛，与外界直接相关，感受外邪，首当其冲。平素肺虚，表卫不固，抵抗力弱，风邪外袭，内舍于肺，肺失宣降，水道不通，以致风遏水阻，风水相搏，流溢肌肤，发为水肿。水病无不由脾肾虚所为，脾肾虚则水妄行，盈溢肌肤而令身肿满，本方取菟丝子、狗脊、续断、桑寄生、鹅管石以温补脾肾；黄连、黄芩、黄柏、滑石、益母草、穿心莲、金钱草、伸筋草、鱼腥草、白花蛇舌草、萹蓄、瞿麦，大队辛、苦、寒之品以清热解毒利湿治其表；甘草调和诸药，寒温并用，为治疗肾病水肿较为有效的方剂。笔者用此方多用于肾病的中期，取得较为满意的疗效。曾治疗一四川男性，42岁，间断眼睑颜面水肿3年，查尿蛋白（＋＋＋），经西医可的松等药物治疗，病情反反复复，后住院我科治疗，给予西药常规治疗，至出院时仍有尿蛋白（＋＋＋），笔者建议中药治疗，病人同意。查舌苔黄腻，脉濡，给予上方服用至1月，查尿蛋白＋，水肿消退，病人停用所有西药，上方加减服用半年，尿蛋白消失，病人无不适症状，遂停药，近期疗效较好。对于肾病水肿的治疗，近代医家是"百家争鸣"，其法、其方较多，临床应以中医之辨证论治为其精神，不能照搬硬套，学者应切记。

总之，学习前人或他人的经验要"取其精华去其糟粕"，不能一味的、不加思考的继承学习，若能如此，那天下之病没有什么方法不能解决的了。

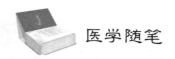

医学随笔

　　忆及初入杏林时，人年轻，没有临床经验，很多人都不愿将自己的宝贵的生命给"新毛头"试手，只有家人可以自己诊治，或亲戚有时会找到看病，却也多半信半疑。但那时总觉得自己把汤头歌诀背得滚瓜烂熟，药性记得非常熟悉，书上说得也很好，这些方药没有治不好的病，没有什么病不可以治疗，正是："学医三年便谓天下无病可治"，那为什么没有人来看病呢？心中有股傲气和不服，但真让自己看病了，不能识病识证，更不知该用何方何药，病人在前，指下不明。现在想来有很多感悟和一些读书、识病的方法需要写出来。

　　偶在家整理书籍时，翻阅以前的笔记，看到自己刚学医不久，治疗的一个疾病，遂把此案写出来与大家一起分享。1996 年 10 月 3 日，一亲戚，年 26 岁，诉小产后感纳差、乏力 20 余天。患者食少懒言，全身困倦无力，腹微胀，有头晕，少量恶露。查：脉沉细而缓，舌苔白，舌质淡。处方为：党参 15g，白术 10g，茯苓 15g，砂仁 15g，建曲 15g，麦芽、谷芽各 15g，熟地黄 20g，川芎 15g，白芍 20g，当归 15g，甘草 5g。病人服药 1 剂，精神、食欲增加，继续服药 3 剂，病愈。

　　产后多亡血伤津、元气受损、瘀血内阻。此案食少、乏力，多由产后耗气伤血，而致气血两虚之病变。读《医宗金鉴》四君子汤后的注解云，"张琨曰：夫面色萎白，则望之而知其气虚矣。言语轻微，则闻之而知之其气虚矣。四肢无力，则问之而知之其气虚矣。脉来虚弱，则切之而知之其气虚矣"。可知四诊在诊治疾病的过程中是很重要的。本案选用八珍汤补益气血，佐建曲、麦芽、谷芽、砂仁以治其标，故取效颇佳。

　　初学医，父亲患牙痛，时遇我不在家，父亲自服镇痛中药治疗，效果不佳。回家时诊治，症状为：微恶寒，发热，牙痛，以右侧下牙痛为主，伴鼻塞流清涕；舌苔薄白，舌质红，脉浮。当时正跟师学习中医，遂按老师之方加味治疗，处方为：葛根 20g，柴胡 15g，升麻 10g，蜈蚣 2 条，北辛 9g，石膏 40g，玄参 10g，黄芩 20g，地骨皮 20g，防风 15g，苍耳 15g，薄荷 10g，甘草 5g。此方服用第 2 天，疼痛消失，服完 1 剂诸症皆愈。其师治疗牙痛的经验方，笔者已于前介绍过，这里不再赘述。

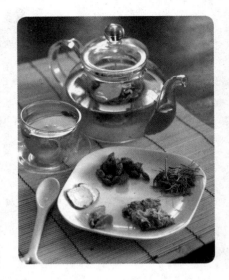

可知中医治疗疾病，其速度与效果也不亚于西医，若本病给予西医抗感染、抗病毒，加用镇痛药治疗，也需要 2～3 天缓解至痊愈，甚至更久，但抗生素的泛滥与其毒性，有时医生也不知怎么应对。试观，抗生素从普通的"青链霉素、庆大霉素、四环素"到现在的"头孢四代、泰能"等，为临床治疗疾病做出了不可磨灭的贡献，但其不良反应也与日俱增，我不知道这是喜还是忧？

 医案、医话话鼻渊

2007 年，笔者有幸读到马有度老师写的《方药妙用》一书，马老的书对我临床工作有很大的帮助。其中有一方治疗鼻渊，这篇文章由张根源所写，本方药物组成为：苍耳子 15g，黄芩 15g，白芷 10g，薄荷 10g，辛夷 10g，桔梗 10g，连翘 20g，金银花 30g，麻黄 8g。原书云："笔者观是方，类似诸药，服之不少矣，心颇疑之，至煎服 10 余剂，尚如饮淡水，未见寸功，意欲改辙，然思之所嘱，且将剂尽，观其所以。熟料药始服尽，次日早晨，出鲜黄浊涕 1 盏，鼻窍豁然通畅，冷风入鼻，头目清爽，沉疴顿失……"笔者用于临床效果很好，后在其他书籍上也见到本方。大家对此方的临床效果评价颇高，故笔者也在这里把自己用此方的经验与朋友们一起分享。

笔者很爱此方，临床用本方加减治疗现代医学的慢性鼻窦炎、慢性鼻炎、过敏性鼻炎效果较好。因本方无名，为了临床运用方便以及记忆，我将其命名为银黄苍耳子散，且编歌诀为：银黄苍耳子方，桔梗连翘加麻黄；守拙勿巧治病本，鼻渊之疾最易尝。2010年冬季回四川时，遇一朋友，患鼻窦炎10余年，平素鼻塞，流黄色鼻涕，常有头昏痛，感冒后加重，服药无数，效果欠佳，只有输液（青霉素或头孢类加左氧氟沙星）方效。后输液效果也欠佳，在五官科给予鼻腔穿刺，抽出大量脓液后，方感症状缓解。医师说唯有手术治疗。因惧怕手术，遂求我开中药治疗，于是处上方加鱼腥草30g，服药5剂（1剂药吃2天），以观疗效，朋友服药10天后，诉鼻塞、流涕、头昏痛症状较前有所缓解，嘱继续服药10剂，病人服药近月，诸症若失，后停药至今未复发。

鼻渊一病，林佩琴云：有脑漏成鼻渊者，由风寒入脑，郁久化热，宜清凉开上宣郁。方中用苍耳子散，通利鼻窍；麻黄、桔梗宣肺排脓；重用金银花、连翘，兼用黄芩以清泻肺火。诸药合用，故能取效果。

笔者觉得马有度老师的书，简洁明了，一看就懂，一懂就会用。他的书有《中医精华浅说》《医方新解》《方药妙用》《感悟中医》，这几本书都很好，各位同仁不妨一读。

 用朴素的中医学理论治疗单纯疱疹

单纯疱疹中医学谓之热疮，多发于口唇黏膜处，常在疲劳、失眠、经期或热病后，夜间发作，次日患者才发现，患处有小水疱、疼痛、微痒，此小疾多能自愈，但有损美观和病人不适感，临床常用"阿昔洛韦软膏"外搽有效。笔者有一法，来自于川北民间，我们当地老百姓谓之"油疮"（老百姓认为即头天晚上吃油腻食物后没有洗干净而发作），即用有盖的锅烧水或做饭，等水沸后用盖上的水蒸气搽患处，每日 3 ～ 5 次，一般 2 ～ 3 天可愈。此法有效的原因，按中医讲，个人认为：锅盖与锅交接处，形如口唇之形，故能有效，有以形治形之意。比如，用黄狗肾补肾、用核桃补脑、用桑叶治肺、秦艽疗坐骨神经痛等皆是此理，中医就是这样朴素的。

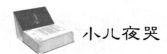

小儿夜哭

此病临床较为常见，以小儿 1 岁前多发，小儿白天睡觉，夜晚哭闹不眠，余多无临床症状，查体可见后枕部头发较少，呈带状脱落，家长颇为苦恼。特别农村（四川尤为多见）多以巫术治疗，还写上"小儿夜哭，请君念读，若还不哭，谢君万福"的红色小字条贴于电线杆或路口上，以为这样小儿就不会夜哭了，结果仍然无效，还惹出一些笑话来。

笔者有一法，方简而效宏，取异丙嗪 25mg，每次 8mg，每天 2 次，或夜晚服用；维生素 K_1（每片 10mg），每次 1/3 片，每天 3 次；维生素 B_6（每片 10mg），每次 1/2 片，每天 3 次；葡萄糖酸钙口服液，每次 1/2 ～ 1 支，每天 2 次，上药服用当晚即可取效。

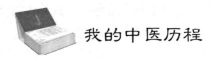

我的中医历程

自有人类开始，中医就已经开始了。其历史悠久、经验丰富、理论完善、贡献卓著、不可言喻，为中华民族之一国粹也。

笔者生于四川的一小山村，在这里，当我还很小的时候就开始接触中医。

那时侯什么都不懂，每日里却接触着中草药，这都得从我父亲说起。父亲不是医师，他是一位普通的农民，除了每日里辛勤地耕耘之外，最大的爱好是习武，父亲说现在国泰民安，练武主要目的就是强身健体。武术和医学（中医）有相通之处，因此父亲对草药也能认识四五十种，特别是跌扑损伤的草药情有独钟。我从小就在习武、认草药、采草药的一个环境中成长。记得小的时候，我们家有一大缸子，里面装的是药酒，这是父亲习武用的"洗手丹"，里面有 136 味中草药，是跌打损伤很好的外用药酒，我们村常有人脚扭伤或胳膊、肩膀痛的，多免费赠予，其疗效之好村里人称赞不已。记得我六七岁的时候，随父亲到山上干活，有时不小心会把手指磕碰出血，父亲会用石头上的一种植物（有如地毯一样铺在石头上面，为白色，我们当地叫"石花"），拔一点，敷在伤口上，几分钟不出血了，几日可愈，此法简单、经济。当时在我幼小的心灵里留下了深深的印迹，觉得中草药真神奇。

在我们村里，很多老百姓都会采一点草药治疗伤风感冒、咳嗽之疾，这样的主要原因是节约钱。比如咳嗽了，他们都会采一点肺经草、陈皮、枇杷叶、桑白皮，桑叶什么的；拉肚子了，他们用泡的咸鸭蛋煮着吃；风湿关节痛多采八角枫根（白龙须）、过江龙、排风藤治疗；带状疱疹，他们多以糯米捣汁外搽。至今叫我记忆犹新的是，我 11 岁那年，某夜，突发高热、谵语，如见鬼状、头晕、口干喜饮。农村医疗条件差，且经济困难，父亲以草药 3～4 种（现已记不清了），加石膏，水煎温服，服药 3 次，诸症若失。老百姓用药有时效果很好，有时效果差，因为他们不会中医学的辨证，而只知道这些药可以治疗什么病，只是凭经验用药。这种朴素的认识疾病的方法至今影响着我们的中医人。

真正结识中医是在我中学毕业后，启蒙于当地名老中医罗汉卿门下，老师每日里病人很多，诊务繁忙，多在下午或晚上抽时间给我讲解《中医基础理论》，并嘱我自学《四百味药性赋》《汤头歌诀》，要我必须能背颂、理解，并应用于临床。同时要我学中医必须先认识中药，用口尝中药，怎样包中药。

并常跟我说一句话:"师傅领进门,修行在个人。"遗憾的是,学医1年,罗老因病逝世,未能尽得其学,但在这里,罗老带我走进了中医,让我在这智慧的殿堂遨游至今。

后读书于南充市高坪卫校,中专性质的,学习中、西医课程,我尤对中医课兴趣浓厚,在老师的循循善诱、谆谆教诲、期以进步下,我较为优秀地学完了中专教材的所有课程。大家都知道,学校的书,是理论知识,是进入临床的必修课。这些课程对我有很大的帮助,让我更加熟练地掌握了药性、方剂,以及内外妇儿各科疾病的一般诊治方法。记得《中药学》的老师讲了一个笑话,说他们村何首乌特别多,漫山遍野都是,邻居一农夫养了一头白猪,农夫每天都割何首乌藤喂猪,结果半年下来,白猪变成了青猪(黑色毛发的猪)。这虽是一个笑话,但给我的印象就是首乌乌须黑发的功效是很好的。在学校读书时,我中医学得很好,但解剖学、病理学等西医课程学得却很差。我们很多同学都觉得,《中医基础理论》的阴阳五行学说不好学,枯燥无味,但我就觉得好学。甚至有同学说,我们学这个干嘛呀,看病用得上吗?我想,后来的实际告诉我们,理论指导实践,实践源于理论是没错的。

从学校出来,走进临床,处方用药是治疗疾病的方法之一。回忆我们在学校里学习的《中医内科学》上,病症条理清晰,方药都写得很清楚,《方剂学》《中药学》上将每个方剂、每味药讲解得细致入微,其适应证、禁忌证说得都很明白,于是觉得自己什么病都可以治好,但当面对具体的一个病人时,不知是何证型,心中无底,笔下不知开何方,书上有这么好的方子不知道用哪个,正是有一句话说得好:"学医三年,无病可治;临床三年,无病能治。"更证明了一点,书到用时方恨少。后细思,其原因在哪儿呢?找不到答案,于是广泛阅读书籍,希望从书里找到"迷津",找到用这些方子的"法",于是广泛涉猎医学书籍。马有度老师的《感悟中医》,在这本书里讲到怎样对于一个疾病的诊断、用药思路写得很为详细,对于初学者很为适用。马老的《中医精华浅说》《医方新解》《方药妙用》这几本书皆很好。后又读了陈瑞春教授的《陈瑞春论伤寒》，陈老的"读伤寒、用伤寒、写伤寒"于我感触很深，陈老严谨务实、不喜空谈，将《伤寒论》的每个有方条文皆看着为一个具体病例的叙述，将时方与经方的合用推到了我们的后学者的面前，为后学者开辟了一条临床很好的思维方式，且多小剂量，临床得心应手，取效于弹指之间，于我启迪很深。后又读了陈老的《伤寒实践论》，这两本书相得益彰，陈老谓之姊妹篇。

刘渡舟的书，遗憾的是我读得不多，但刘老的经验、医案、思想在中医界的书籍中随处可见。刘老的病案很好，对经方运用得出神入化，令读者叫绝，更令后学者佩服、学习，刘老的医技之高可见一斑。蒲辅周的《蒲辅周医疗经验》《蒲辅周医案》，岳美中的《岳美中论医集》《岳美中医案集》，高德的《伤寒论方医案选编》，焦树德先生的《方剂心得十讲》《用药心得十讲》《从病例谈辨证论治》，熊继柏的《熊继柏临证医案实录》，陈鼎三先生的《医学探源》，《孟景春临床经验集》这些书全面地读，仔细地读，好的临床经验、方法用笔记录下来，这样对拓展临床思路、用药方法，很有裨益。

古代的名著，我读得不多，且多为白话文本，或为学校的大本教材，《伤寒论分册》，这本书是由程昭寰、党寿考组织编写的，此书很好，汇集了国内很多知名伤寒家的学术观点，对于伤寒论的讲解很是翔实，且通俗易懂，于临床很有帮助。后相继读了《金匮要略》《医林改错》《医学心悟》《医宗金鉴》《医学三字经》《内经讲义》《脾胃论》，《温病条辨》为崔月犁主编，白话文本，易读易懂，较为实用。

我不太崇拜验方、秘方的传说，我觉得，由古至今，方剂是多得数不甚数，不是哪个方剂没有效果，而是我们对疾病的认识方法太少，看了一个错综复杂的疾病，如果基本功不够，临床经验不丰富，你脑子里即使有数千个方药，而指下不明、糊里糊涂，或以方套病，以药套病，可能有时有效，有时无效，那就是我们没有认清楚疾病的根本矛盾，所以投药无效。因此，最根本的方法是读书、跟师，而读书跟师的主要目的就是学习怎样认识疾病，而不是简单地学习人家几个方子这么简单。当然，对于某些经验方，经过无数次的验证，临床确实效果很好者，我们不能弃而不用，而应该择其善而用之。对待事物，应该客观公正地看待。

总之，读书有益，读好的医学书籍更有益，我们作为临床工作者，应该多读书，多思考。我们的医学朋友、同事、上级医师都是我们学习的对象，网络、医学书籍、杂志都离不开我们的生活。要做到"活到老、学到老。"以"读中医、用中医、写中医"来提高自己。

我今将自己的中医历程用简单的语言写出来，与同仁一起分享，是想告诉我们的中医学子，医学没有捷径，只有通过刻苦、努力学习方能成才，正是"书山有路勤为径，学海无涯苦作舟。"

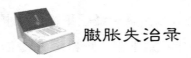

臌胀失治录

2012年5月8日某患者，男，49岁，病人因腹胀1个月为主诉收入我科住院治疗。患者于1个月前无明显诱因感腹胀，以餐后尤为明显，并伴轻微腹痛，自觉全身无力。病人就诊于单位医务室，给予输液及口服药物治疗（具体不详），症状无明显改善。病人于5月7日在我院就诊，门诊做血常规示：血小板 $87×10^9$/L，血生化示：乙肝五项小三阳，钾 3.21mmol/L，钠 133.6mmol/L，间接胆红素 39μmol/L，总胆红素 95.4μmol/L，直接胆红素 56.1μmol/L，谷丙转氨酶 220U/L，谷草转氨酶 66U/L，碱性磷酸酶 407U/L，谷氨酰转移酶 912U/L，白蛋白 32g/L，球蛋白 44g/L，白球比 0.73。腹部B超示：肝实质回声改变，腹腔积液，遂门诊以"肝硬化、病毒性乙型肝炎"收住院治疗。患者病来，睡眠及食欲可，小便量减少，大便每日3～4次，为黄色稀便。体重增减不详。既往有"乙肝"病史20年，未治疗；有大量饮酒史29年，吸烟史30余年，平均每天10支。

入院后查体：体温 36.0℃，脉搏 88 次 / 分钟，呼吸 19 次 / 分钟，血压 130/80mmHg，神志清，精神差，步入病房，自动体位、查体合作。巩膜及皮肤黏膜黄染，口唇略发绀，颈胸部见蜘蛛痣，双手见肝掌，双肺呼吸音清，未闻及干湿性啰音，心律齐，无杂音，腹部膨隆，腹肌略紧张，肝区叩击痛，肝脾未及，移动性浊音（＋），肠鸣音 6 次 / 分钟，双下肢轻度凹陷性水肿。

入院诊断：①肝炎后肝硬化失代偿期；②自发性腹膜炎；③慢性乙型病毒性肝炎。

入院后我们先后给予静脉滴注"阿莫西林舒巴坦、兰索拉唑、甘利欣、促肝细胞生长素、茵栀黄注射液、能量组加钾以及间断给予输注白蛋白、呋塞米并口服螺内酯、呋塞米等药物治疗，病人尿量稍增多，每日出量在 2000ml 左右，但病人仍感腹胀，因效果欠佳，故给予中药治疗。

2012 年 5 月 16 日，刻诊：仍诉腹胀，查目黄，全身轻度黄染，面色黧黑，腹胀大如鼓，按之皮肤紧，脐突；舌苔黄厚微腻，舌质红，有瘀斑，舌下静脉发绀、曲张，脉弦沉，小便为深黄色，大便溏而不爽，每日 2～3 次，饮食及睡眠尚可，精神差，余无所苦。笔者诊断为臌胀，辨证为：湿热蕴结、气机郁滞，遂给予茵陈胃苓汤加味治疗。组方为：苍术 15g，厚朴 15g，陈皮 15g，茯苓 15g，猪苓 15g，泽泻 15g，白术 15g，茵陈 40g，田基黄 40g，金钱草 40g，车前草 40g，甘草 6g，虎杖 40g，木香 15g，枳壳 15g，冬瓜皮 30g。嘱服药 3 剂，因药量较大，用煎药机煎出 6 天量，每日 4 次，以观疗效。5 月 20 日，病人服用中药后小便量增加，腹胀减轻，余症状体征同前。

2012 年 5 月 22 日，病人出现下腹部疼痛，以夜间为主，余症状体征同前，舌苔黄腻，舌质瘀斑，脉沉涩，继续给予中药治疗，处方为：茯苓 20g，猪苓 20g，泽泻 20g，白术 15g，茵陈 40g，田基黄 40g，金钱草 40g，车前草 40g，甘草 6g，虎杖 40g，香附子 15g，三棱 12g，莪术 12g，赤芍 30g，白茅根 30g，益母草 30g。嘱服药 3 剂，以观疗效，病人服药后仍感下腹疼痛，以夜间为主，余症状、体征同前。

入院后我科分别于 2012 年 5 月 9 日做辅助检查示：心电图示：心率 112

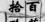

次/分钟，窦性心律，大小便常规未见明显异常，血常规示：未见异常，血生化示：白球比0.91。X线胸片示：双肺纹理增多。心脏超声示：左心室舒张功能降低。腹部CT示：腹腔大量积液。2012年5月22日，复查肝功示：谷草转氨酶199U/L，谷丙转氨酶51U/L，白蛋白31.5g/L，白球比0.74，总胆红素142.8μmol/L，直接胆红素86.9μmol/L，间接胆红素56.0μmol/L，碱性磷酸酶340U/L，谷氨酰转移酶637U/L。电解质示：钾3.73mmol/L，AFP阳性，腹部X线平片未见异常。2012年5月27日检查结果示：血生化AFP阳性，钾3.49mmol/L，钠133.9mmol/L，氯96.5mmol/L，间接胆红素63μmol/L，直接胆红素121.0μmol/L，总胆红素183.6μmol/L，谷草转氨酶241U/L，谷丙转氨酶52U/L，碱性磷酸酶316U/L，谷氨酰转移酶504U/L，白蛋白36.0g/L，白球比0.94。

2012年5月26日病人仍诉下腹部疼痛，以夜间为主。巩膜黄染，颈静脉无怒张，心率79次/分钟，腹部膨隆，移动性浊音阳性，脐周压痛，无反跳痛，肝脾不大，肠鸣音4次/分钟，双下肢不肿。病人目前治疗效果欠佳，中医症状体征也基本同前，再给予中药：柴胡10g，白芍10g，赤芍15g，枳壳15g，大腹皮15g，三棱15g，莪术15g，鳖甲15g，田基黄50g，木香15g，郁金15g，白术15g，山药15g，麦芽15g，谷芽15g，鸡内金15g，甘草6g。嘱服药3剂，继观病情。

2012年6月3日病人在我科经输液及中医药治疗，症状无明显改善，且肝功能持续异常，黄疸指数持续升高，病人转上级医院治疗。

此案的治疗效果欠佳，笔者甚感愧疚。在读到近贤姜春华、张云鹏治疗臌胀时，数十剂而沉疴之疾大起，笔者感叹的是，技艺不精，只为下工也。但仔细想来，第1剂已经见效，应该效不更方，继续服用，记得岳美中说：治疗慢性病要有方有守，治急性病要有胆有识。而二三剂效果甚微，几乎无效，是辨证不准，还是选方失误？鉴于以上情况，叫我忐忑不安、彻夜不眠，故将此医案写出来与同仁一起讨论，望各位高手指点。

笔者曾将此案例发于"爱爱医"讨论，各位同仁诸君各抒己见，于笔者很有裨益。但仔细反思，中医由古至今之医案，论及治疗失败的案例很少，我想，这是不是中医发展路上的一个缺陷。若能借助于西医的方法，将没有治疗好的病案将其讨论，并记录在案，时时反省，这应该是一种提高，亦为后学者少犯错误，这可能要好得多。

 四诊心法要诀

　　明代医家张景岳先生在总结前人的基础上写成了《十问歌》，"一问寒热二问汗；三问头身四问便；五问饮食六问胸；七聋八渴俱当辨；九问旧病十问因，再兼服药参机变；妇人尤必问经期，迟速闭崩皆可见；再添片语告儿科，麻痘惊疳全占验。"但在今天中西医繁荣的景象里，疾病千变万化中，《十问歌》用于临床能否适应当今的疾病变化呢？能否左右逢源，得心应手呢？答案是肯定的。而对于初学者来说，又怎样将此《十问歌》用好，这是辨证准确与否至关重要的。现笔者谈谈个人在临床上运用此歌的感悟与体会。

　　在临床工作中，每个医务工作者，接触病人首要的问诊，不是按着《十问歌》开篇就问寒热，而是问病人此次就诊的主要情况，这个问题一般能反映病人当前就诊的主要病症，也就是我们常说的主诉，只有抓住了主诉，大概就知道疾病初步情况，比如病人说："胃痛"或说"头痛"或说"头晕"等，而临床医师就可以围绕这个主诉再继续问。就拿病人主诉胃痛来说，一个病人来就诊就说："医生，我胃痛"，首先对于病人所说的胃痛要用医师的专业角度来看，不要认为病人的胃痛就是我们医师所说的"上腹胃脘部近歧骨处的疼痛"，要察其具体部位，尔后围绕胃痛再按《十问歌》相继问之。单纯的胃痛，在临床上很少有全身寒热现象，若有，是否要考虑到其他脏器也有病变，有人描述胃脘部寒冷，喜热饮，有人描述烧心的感觉，这些症状的描述，对于指导我们临床用药有很重要的意义。胃痛病人多伴有大便异常的改变，比如脾虚者多便溏，胃火者多便秘，更有大便的颜色，若为柏油样的"远血"，就要更加重视了，考虑有那个部位出血的可能。中医对于大便异常与否与我们用药至关重要，这关系到脾胃的功能。而西医则侧重于小便多少的问诊，这也关系到疾病的诊断与用药。问饮食多少，平素的饮食习惯，这些对于疾病的诊断非常重要，比如一个有大量长期饮酒史的酒客患者，初次来诊说胃痛，再兼有胃胀，应该引起重视，以排除臌胀等疾病。因此，医师治疗疾病，最重要的一环就是对一个疾病有一个准确的诊断，这里所谓的诊断准确，应该说辨证准确无误，它不同于西医的诊断准确，西医必须有一个明确的诊断，治疗才有明显的效果，而我们的中医，虽不能对一个疾病有现代医学的高科技诊断技术，但只要辨证无误，治疗选方就不难，效果也就突显。笔者在此书的最后，引用《医宗金鉴·四诊心法要诀》，此篇对于疾病的诊断以四诊的望、闻、问、切为论述，详细地阐述了诊断的方法，于临床很为实用，笔者受益颇多。正如原书云："熟读习玩，揣摩日久，自能洞悉其妙。则造精微通幽显也，无难矣。"现将其原文摘录于此，望学者熟读习玩，于临床有所裨益。

医家造精微，通幽显，未有不先望而得之者。近世惟事切巧，不事望神，大失古圣先贤之旨。今采医经论色诊之文，确然可法者，编为四言，合崔嘉彦"四言脉诀"名曰：四诊要诀，实该望、闻、问、切之道。使后之为医师者，由是而教；为弟子者，由是而学。熟读习玩，揣摩日久，自能洞悉其妙。则造精微通幽显也，无难矣。

望以目察，闻以耳占，问以言审，切以指参。明斯诊道，识病根源，能合色脉，可以万全。

五行五色，青赤黄白，黑复生青，如环常德。

变色大要，生克顺逆。青赤兼化，赤黄合一，黄白淡黄，黑青深碧，白黑淡黑。白青浅碧，赤白化红，青黄变绿，黑赤紫成，黑黄黧立。

天有五气，食人入鼻，藏于五脏，上华面颐。肝青心赤，脾脏色黄，肺白肾黑，五脏之常。

肝之精华，化为色青；心之精华，化为色赤；脾之精华，化为色黄；肺之精华，化为色白；肾之精华，化为色黑也。

藏色为主，时色为客。春青夏赤，秋白冬黑，长夏四季，色黄常则，客胜主善，主胜客恶。

色脉相合，青弦赤洪，黄缓白浮，黑沉乃平。已见其色，不得其脉，得克则死，得生则生。

新病脉夺，其色不夺。久病色夺，其脉不夺。新病易已，色脉不夺。久病难治，色脉俱夺。

色见皮外，气含皮中。内光外泽，气色相融。有色无气，不病命顷。有气无色，虽困不凶。

缟裹雄黄，脾状并臻，缟裹红肺，缟裹朱心，缟裹黑赤，紫艳肾缘，缟裹蓝赤，石青属肝。

青如苍璧，不欲如蓝。赤白裹朱，衃赭死原。黑重炱漆，白羽枯盐。雄黄罗裹，黄土终难。

舌赤卷短，心官病常。肺鼻白喘，胸满喘张。肝目紫青，脾病唇黄，耳黑肾病，深浅分彰。

左颊部肝，右颊部肺，额心颏肾，鼻脾部位。部见本色，深浅病累，若见他色，按法推类。

天庭面首，阙上喉咽，阙中印堂，候肺之原，山根候心，年寿候肝，两傍候胆，脾胃鼻端。颊肾腰脐，颧下大肠，颧内小腑，面王子膀。当颧候肩，颧外候臂，颧外之下，乃候手位。根傍乳膺，绳上候背，牙车下股，膝胫足位。

庭阙鼻端，高起直平。颧颊蕃蔽，大广丰隆。骨骼明显，寿享遐龄。骨骼陷弱，易受邪攻。

黄赤风热，青白主寒，青黑为痛，甚则痹挛。恍白脱血，微黑水寒，萎黄诸虚，颧赤劳缠。

视色之锐，所向部官。内走外易，外走内难。官部色脉，五病交参，上逆下顺，左右反阽。

沉浊晦暗，内久而重。浮泽明显，外新而轻。其病不甚，半泽半明。云散易治，抟聚难攻。

黑庭赤颧，出如拇指，病虽小愈，亦必猝死。唇面黑青，五官黑起，擦残汗粉，白色皆死。

善色不病，于义诚当。恶色不病，必主凶殃。五官陷弱，庭阙不张，蕃蔽卑小，不病神强。

肝病善怒，面色当青，左有动气，转筋胁疼。诸风掉眩，疝病耳聋，目视恍恍，如将捕惊。

心赤善喜，舌红口干，脐上动气，心胸痛烦。健忘惊悸，怔忡不安，实狂昏冒，虚悲凄然。

脾黄善忧，当脐动气，善思食少，倦怠乏力，腹满肠鸣，痛而下利，实则身重，胀满便闭。

肺白善悲，脐右动气，洒淅寒热，咳唾喷嚏，喘呼气促，肤痛胸痹，虚则气短，不能续息。

肾黑善恐，脐下动气，腹胀肿喘，溲便不利，腰背少腹，骨痛欠气，心悬如饥，足寒厥逆。

正病正色，为病多顺，病色交错，为病多逆。母乘子顺，子乘母逆。相克逆凶，相生顺吉。

色生于藏，各命其部。神藏于心，外候在目。光晦神短，了了神足。单失久病，双失即故。

面目之色，各有相当，交互错见，皆主身亡，面黄有救，眦红疹疡，眦黄病愈，睛黄发黄。

闭目阴病，开目病阳，朦胧热盛，时瞑䀮常，阳绝戴眼，阴脱目盲，气脱眶陷，睛定神亡。

五色既审，五音当明。声为音本，音以声生。声之余韵，音遂以名。角徵宫商，并羽五声。

中空有窍，故肺主声。喉为声路，会厌门户。舌为声机，唇齿扇助。宽隘锐钝，厚薄之故。

舌居中发，喉音正宫，极长下浊，沉厚雄洪。开口张颚，口音商成，次长下浊，铿锵肃清。撮口唇音，极短高清，柔细透彻，尖利羽声。舌点齿音，次短高清，抑扬咏越，征声始通。角缩舌音，条畅正中，长短高下，清浊和平。

喜心所感，忻散之声。怒心所感，忿厉之声。哀心所感，悲嘶之声。乐心所感，舒缓之声。敬心所感，正肃之声。爱心所感，温和之声。

五声之变，变则病生，肝呼而急，心笑而雄，脾歌以漫，肺哭促声，肾呻低微。色克则凶。

好言者热，懒言者寒。言壮为实，言轻为虚。言微难复，夺气可知。谵妄无伦，神明已失。

失音声重，内火外寒。疮痛而久，劳哑使然。哑风不语，虽治命难。讴歌失音，不治亦痊。

声色既详，问亦当知，视其五入，以知起止。心主五臭，自入为焦，脾香肾腐，肺腥肝臊。脾主五味，自入为甘，肝酸心苦，肺辛肾咸。肾主五液，心汗肝泣，自入为唾，脾涎肺涕。

百病之常，昼安朝慧，夕加夜甚，正邪进退。潮作之时，精神为贵，不衰者实，困弱虚累。

昼剧而热，阳旺于阳。夜剧而寒，阴旺于阴。昼剧而寒，阴上乘阳。夜剧而热，阳下陷阴。昼夜寒厥，重阴无阳。昼夜烦热，重阳无阴。昼寒夜热，阴阳交错，饮食不入，死终难却。

食多气少，火化新痊。食少气多，胃肺两愆。喜冷有热，喜热有寒，寒热虚实，多少之间。

大便通闭，关乎虚实，无热阴结，无寒阳利。小便红白，主乎热寒，阴虚红浅，湿热白泔。

望以观色，问以测情。召医至榻，不盼不惊，或告之痛，并无苦容，色脉皆和，诈病欺蒙。

脉之呻吟，病者常情。摇头而言，护处必疼。三言三止，言謇为风。咽唾呵欠，皆非病征。

黑色无痛，女疸肾伤，非疸血蓄，衄下后黄。面微黄黑，纹绕口角，饥瘦之容，询必噎膈。

　　白不脱血，脉如乱丝，问因恐怖，气下神失，乍白乍赤，脉浮气怯，羞愧神荡，有此气色。

　　眉起五色，其病在皮。营变蠕动，血脉可知。眦目筋病，唇口主肌，耳主骨病，焦枯垢泥。

　　发上属火，须下属水，皮毛属金，眉横属木，属土之毫，腋阴脐腹。发直如麻，毛焦死故。

　　阴络从经，而有常色。阳络无常，随时变色。寒多则凝，凝则黑青。热多则淖，淖则黄红。

　　胃之大络，名曰虚里，动左乳下，有过不及，其动应衣，宗气外泄，促结积聚，不至则死。

　　脉尺相应，尺寒虚泻，尺热病温，阴虚寒热，风病尺滑，痹病尺涩，尺大丰盛，尺小亏竭。

　　肘候腰腹，手股足端，尺外肩背，尺肉膺前，掌中腹中，鱼青胃寒，寒热所在，病生热寒。

　　诊脐上下，上胃下肠，腹皮寒热，肠胃相当。胃喜冷饮，肠喜热汤。热无灼灼，寒无沧沧。

　　胃热口糜，悬心善饥。肠热利热，出黄如糜。胃寒清厥，腹胀而疼。肠寒尿白，飧泻肠鸣。

　　木形之人，其色必苍，身直五小，五瘦五长。多才劳心，多忧劳事。软弱曲短，一有非良。

　　火形赤明，小面五锐，反露偏陋，神清主贵。重气轻财，少信多虑，好动心急，最忌不配。

　　土形之状，黄亮五圆，五实五厚，五短贵全。面圆头大，厚腹股肩，容人有信，行缓心安。

　　金形洁白，五正五方，五朝五润，偏削败亡。居处静悍，行廉性刚，为吏威肃，兼小无伤。

水形紫润，面肥不平，五肥五嫩，五秀五清。流动摇身，常不敬畏，内欺外恭，粗浊主废。

贵乎相得，最忌相胜。形胜色微，色胜形重。至胜时年，加感则病。年忌七九，犹宜慎恐。

形有强弱，肉有脆坚，强者难犯，弱者易干。肥食少痰，最怕如绵。瘦食多火，着骨难全。

形气已脱，脉调犹死。形气不足，脉调可医。形盛脉小，少气体治。形衰脉大，多气死期。

颈痛喘疾，目裹肿水，面肿风水，足肿石水。手肿至腕，足肿至踝，面肿至项，阳虚可嗟。

头倾视深，背曲肩随，坐则腰痿，转摇迟回，行则偻俯，立则振掉，形神将夺，筋骨尰颓。

太阴情状，贪而不仁，好入恶出，下意貌亲，不随时务，后动于人，长大似偻，其色黮黮。

少阴情状，小贪贼心，喜失愠得，伤害无恩，立则险躁，寡和无亲，行如伏鼠，易惧易欣。

太阳情状，自大轩昂，仰胸挺腹，足高气扬，志大虚说，做事好强，虽败无悔，自用如常。

少阳情状，谛谛自贵，志小易盈，好外不内，立则好仰，行则好摇，两臂两肘，常出于背。

得阴阳正，平和之人，无为惧惧，无为忻忻，婉然从物，肃然自新，谦谦君子，蔼蔼吉人。

脉为血腑，百体贯通，寸口动脉，大会朝宗。

诊人之脉，高骨上取，因何名关，界乎寸尺。

至鱼一寸，至泽一尺，因此命名，阳寸阴尺。

右寸肺胸，左寸心膻。右关脾胃，左肝膈胆。三部三焦，两尺两肾。左小膀胱，右大肠认。

命门属肾，生气之源，人无两尺，必死不痊。

【注】两肾之中，名曰命门。命门居两肾之中，故两尺属之。命门之少火，即肾间动气，是为生气之源也。人若无两尺脉，则生气绝矣，病者必死不能痊也。

关脉一分，右食左风，右为气口，左为人迎。

脉有七诊，曰浮中沉，上竟下竟，左右推寻。

男左大顺，女右大宜，男尺恒虚，女尺恒实。

又有三部，曰天地人，部各有三，九候名焉。额颊耳前，寸口岐锐，下足三阴，肝肾脾胃。

寸口大会，五十合经。不满其动，无气必凶。更加疏数，止还不能。短死岁内，期定难生。

五脏本脉，各有所管，心浮大散，肺浮涩短，肝沉弦长，肾沉滑软，从容而和，脾中迟缓。

四时平脉，缓而和匀，春弦夏洪，秋毛冬沉。

太过实强，病生于外。不及虚微，病生于内。

饮食劳倦，诊在右关，有力为实，无力虚看。

凡诊病脉，平旦为准，虚静宁神，调息细审。

一呼一吸，合为一息，脉来四至，平和之则。五至无痾，闰以太息。三至为迟，迟则为冷。六至为数，数则热证。转迟转冷，转数转热。

迟数既明，浮沉须别。浮沉迟数，辨内外因，外因于天，内因于人。天有阴阳，风雨晦明。人喜忧怒，思悲恐惊。

浮沉已辨，滑涩当明。涩为血滞，滑为气壅。

浮脉皮脉，沉脉筋骨，肌肉候中，部位统属。

浮无力濡，沉无力弱，沉极力牢，浮极力革。

三部有力，其名曰实。三部无力，其名曰虚。

三部无力，按之且小，似有似无，微脉可考。

三部无力，按之且大，涣漫不收，散脉可察。

惟中无力，其名曰芤，推筋着骨，伏脉可求。

三至为迟，六至为数。

四至为缓，七至疾脉。一息四至谓之缓脉，一息七至谓之疾脉。

缓止曰结，数止曰促。凡此之诊，皆统至数。动而中止，不能自还，至数不乖，代则难痊。

形状如珠，滑溜不定。往来涩滞，涩脉可证。

弦细端直，且劲曰弦。紧比弦粗，劲左右弹。

来盛去衰，洪脉名显。大则宽阔，小则细减。

如豆乱动，不移约约。长则迢迢，短则缩缩。

浮阳主表，风淫六气，有力表实，无力表虚。浮迟表冷，浮缓风湿，浮濡伤暑，浮散虚极，浮洪阳盛，浮大阳实，浮细气少，浮涩血虚，浮数风热，浮紧风寒，浮弦风饮，浮滑风痰。

沉阴主里，七情气食。沉大里实，沉小里虚，沉迟里冷，沉缓里湿，沉紧冷痛，沉数热极，沉涩痹气，沉滑痰食，沉伏闭郁，沉弦饮疾。

濡阳虚病，弱阴虚疾，微主诸虚，散为虚剧。

革伤精血，半产带崩。牢疝症瘕，心腹寒疼。

虚主诸虚，实主诸实，芤主失血，随见可知。

迟寒主脏，阴冷相干，有力寒痛，无力虚寒。

数热主腑，数细阴伤，有力实热，无力虚疮。

缓湿脾胃，坚大湿壅。促为阳郁，结则阴凝。

代则气乏，跌打闷绝，夺气痛疮，女始三月。

滑司痰病，关主食风，寸候吐逆，尺便血脓。

涩虚湿痹，尺精血伤，寸汗津竭，关膈液亡。

弦关主饮，木侮脾经，寸弦头痛，尺弦腹疼。

紧主寒痛，洪是火伤。动主痛热，崩汗惊狂。

长则气治，短则气病，细则气衰，大则病进。

脉之主病，有宜不宜，阴阳顺逆，吉凶可推。

中风之脉，却喜浮迟，坚大急疾，其凶可知。

伤寒热病，脉喜浮洪，沉微涩小，证反必凶。汗后脉静，身凉则安，汗后脉躁，热甚必难。阳证见阴，命必危殆，阴证见阳，虽困无害。

劳倦伤脾，脉当虚弱，自汗脉躁，死不可却。

泄泻下痢，沉小滑弱，实大浮数，发热则恶。

呕吐反胃，浮滑者昌，沉数细涩，结肠者亡。

霍乱之候，脉代勿讶，舌卷囊缩，厥伏可嗟。

嗽脉多浮，浮濡易治，沉伏而紧，死期将至。

火热之证，洪数为宜，微弱无神，根本脱离。

骨蒸发热，脉数而虚，热而涩小，必殒其躯。

劳极诸虚，浮软微弱，土败双弦，火炎细数。

失血诸证，脉必见芤，缓小可喜，数中堪忧。

蓄血在中，牢大却宜，沉涩而微，速愈者稀。

三消之脉，数大者生，细微短涩，应手堪惊。

小便淋闭，鼻色必黄，实大可疗，涩小知亡。

癫乃重阴，狂乃重阳，浮洪吉象，沉急凶殃。

痫宜浮缓，沉小急实，但弦无胃，必死不失。

心腹之痛，其类有九，细迟速愈，浮大延久。

疝属肝病，脉必弦急，牢急者生，弱急者死。

黄疸湿热，洪数便宜，不妨浮大，微涩难医。

肿胀之脉，浮大洪实，细而沉微，岐黄无术。

五脏为积，六腑为聚，实强可生，沉细难愈。

中恶腹胀，紧细乃生，浮大为何？邪气已深。

鬼祟之脉，左右不齐，乍大乍小，乍数乍迟。

痈疽未溃，洪大脉宜，及其已溃，洪大最忌。

肺痈已成，寸数而实。肺痿之证，数而无力。痈痿色白，脉宜短涩，数大相逢，气损血失。肠痈实热，滑数相宜，沉细无根，其死可期。

妇人有子，阴搏阳别，少阴动甚，其胎已结。滑疾而散，胎必三月，按之不散，五月可别。左男右女，孕乳是主，女腹如箕，男腹如斧。

欲产离经，新产小缓，实弦牢大，其凶不免。

经脉病脉，业已昭详，将绝之形，更当度量。

心绝之脉，如操带钩，转豆躁疾，一日可忧。

肝绝之脉，循刃责责，新张弓弦，死在八日。

脾绝雀啄，又同屋漏，覆杯水流，四日无救。

肺绝维何？如风吹毛，毛羽中肤，三日而号。

肾绝伊何？发如夺索，辟辟弹石，四日而作。

命脉将绝，鱼翔虾游，至如涌泉，莫可挽留。

脉有反关，动在臂后，别由列缺，不干证候。

岐黄脉法，候病死生，太素脉法，阴阳贵清。清如润玉，至数分明，浊脉如石，模糊不清。小大贫富，涩滑穷通，长短寿夭，详推错综。

第四讲　中医药在病房的运用篇

　　此篇记录了笔者在住院部工作期间运用中医药治疗一些慢性疾病的情况。这些疾病多是通过西医治疗后，效果不明显，几经劝导才采用中医药治疗的，临床多取得满意疗效。这些病案有经验、有教训，可给中医院校的学生及中医院住院部同道提供一些帮助。

 中医药在病房的应用——写下去的理由

　　2008 年，我进入内科住院部工作，大家都知道，除中医院之外，住院部都是以西医为主，基本上没有用中医中药的概念与想法。我所在的住院部也不例外，包括中西医结合出身的同事都是以西医为主，中医基本上不用了，甚至专业就此荒废。我素爱中医，觉得中医治病，不管是急、重症还是慢性病，效果都很好。但对于住院部医师，不可能用中药汤剂治疗急症病人，就是针灸也无法施展，这是当今医疗现状所不允许的，开展对中医药在病房的运用，也只能针对某些慢性疾病了。

　　在住院部工作中，发觉很多疾病用单纯的输液加口服药物治疗，效果并不是很理想，多次的辅助检查，抗生素的多次更换，上级医师的多次查房，绞尽脑汁的思考，某些疾病的诊断还是不清楚，治疗效果不满意。于是我就劝病人服用中药治疗，结果对于某些疾病，特别是西医诊断不清，或明确诊断效果不好者，用中医药治疗效果很好。记得治疗一失眠病人，这也是我在住院部第一次用中药，西医只能靠安定取效，我们主任说："田医生，你给开点中药调理一下吧。"就靠几剂柴芍龙牡汤，使中医药在住院部扎了个根，最后在主任的鼓励下，在同事的支持下，开始大胆的、多个病人的运用。这也铸成了我今天的"中医药在病房的运用"这些完整的病案的出现。

在我的病案中，基本上没有感冒、咳嗽、痢疾等以及重症疾病的记录，不是没有遇到这类疾病，而是每天都遇到。因为中医药学，在普通老百姓心目中，他们觉得就是治疗慢性病的，对于上述这些病的治疗，尤其以住院部，病人多选择输液治疗，他们认为住院了，就是来输液的，不会考虑吃中药。当然，还有些客观原因，所以，遗憾的是没有这方面的病案记录。

我今之所以把自己在病房运用中医药的经验、体会、教训写出来，与大家一起分享，其想法有以下几点：①中医药学是我们先辈们遗留下来的宝贵财富，是我国优秀文化的一个重要组成部分，是我国人民长期同疾病做斗争的经验总结，而作为当代中医人，我们有责任把它继承下来，并以此发扬光大。②如今的中医院、中西医结合医院的住院部，或中医药大学的毕业生，用中医者，少之甚少，或用中医药者，就按西医的诊断去套方，辨证论治理论基本都不用了，或用中成药输液，

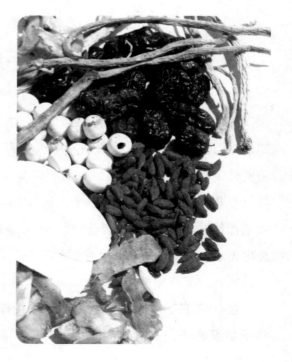

美其名曰"中医院"。如今这些零碎的东西若能给我们中医人一点启迪，那是一件很高兴的事了。③我们现在所读的中医医案，多为名家之手，而我作为一个普通的住院医师、中医学子，把自己的一点临床经验、体会、教训用朴素的语言写出来，与大家一起分享，不仅是对自己的提高，也给同仁带来一个平凡医师的用药思路和对中医的思考。

今天，我能对这些医案一如既往地写下去，更应感谢各位同仁对我的支持、帮助与鼓励。

中医药在病房的运用 1 ——痹证治验

某患者，男，49 岁，双下肢膝关节疼痛 1 年余。近 1 年来常在受寒及天气变化时出现双下肢膝关节疼痛,影响活动。自服"去痛片"后疼痛可以缓解。曾在外院诊断为：痛风性关节炎，给予激素、英太清等药物治疗后，症状明显改善,但停药后症状再发,为求规律治疗住入我科。入院后给予查：RF（—），ASO（—），尿酸 360μmol/L，我们考虑为骨性关节炎，治疗上给予了激素、镇痛药以及活血化瘀等药物治疗,疼痛缓解,但停用激素后 2～3 天疼痛再发,病人颇为苦恼，遂给予中医药治疗，同时停用激素，给予输能量加香丹注射液治疗。

查：双下肢膝关节肿大、变形，做蹲位和上楼梯时疼痛加重,舌苔白,微腻,舌质紫黯，脉沉弦，遂给予四妙散合芍药甘草汤加味治疗。组方为：黄柏10g，苍术 12g、薏苡仁 30g、怀牛膝 30g、白芍 30g、赤芍 30g、全蝎 9g、蜈蚣 3 条、乌梢蛇 15g、木瓜 30g、伸筋草 30g、甘草 10g、独活 20g。每日 3 次，每次 1 袋（我院机器煎好的中药包），病人服药 5 天后，症状明显好转，嘱继续服用中药治疗，后疼痛缓解出院。

此病人长期居住高海拔地区（那曲安多县），属高寒地带，其人经常在风寒冰裂之中，易感受风寒之邪，痹阻肢体经络而致病。笔者用四妙散，取其专治下焦湿热的两足麻木，疼痛，痿软无力等症；更与芍药甘草汤合用以缓急止痛，木瓜、伸筋草、独活祛风散寒止痛；久痛入络，故用全蝎、蜈蚣、乌梢蛇搜风通络止痛，诸药合用，故能取效。笔者这里选用四妙散合芍药甘草汤加味治疗下肢疼痛，借助了陈瑞春教授的经验，陈老说："用于膝以下疼痛，均首选本方治疗，多数病例有效，可以说老少皆宜，妇孺可用，有的病者之间转抄此方，亦获得疗效。"

中医药在病房的运用 2 ——泄泻治验

某患者，男，50 岁，因"间断腹痛腹泻 4 年，加重 3 天"收入我科。患者近 4 年来经常出现腹泻，每日排黄色稀便 3～4 次，以饮食不当后为主，伴有腹痛，以脐周明显，病人曾在某医院住院治疗（具体不详），病情缓解后出院，但停药后症状再发，出院后间断服药治疗，病情较稳定。3 天前上述症状再发，无畏寒发热，无恶心、呕吐，无黏液脓血便及里急后重感，无反酸烧心等不适症状。病人就诊于我院门诊，给予查大便常规、血常规未见异常，遂以"慢性肠炎"收住院。患者患病以来，睡眠可，食欲正常，小便正常，体重变化不详。否认高血压、糖尿病史，否认"肝炎""结核"病史，无药物过敏史，无手术及外伤史，无烟酒史。

查体：体温 36.0 ℃，脉搏 80 次 / 分钟，呼吸 20 次 / 分钟，血压 130/90mmHg，步入病房，体型偏瘦，神志清，精神可，皮肤及巩膜无黄染。颜面无水肿，双肺呼吸音粗，未闻及干湿啰音，心界不大，心率 80 次 / 分钟，律齐，未闻及杂音。腹部平坦，未见胃肠形及蠕动波，无静脉曲张，脐周有压痛，无反跳痛及肌紧张，肝脾未扪及，莫菲征（—），肠鸣音 6 次 / 分钟。双下肢不肿。入院后给予做胃镜示：慢性浅表性胃炎。腹部 B 超示：胆囊壁增厚毛糙。

入院后诊断：①慢性腹泻；②慢性浅表性胃炎；③慢性胆囊炎。给予输液治疗：阿莫西林舒巴坦、奥美拉唑以及能量。口服复方黄连素、必奇、整肠生等药物治疗 1 周，病人症状无缓解，仍有腹泻、腹痛等症状。

鉴于以上情况，于是劝病人服用中药治疗。刻诊：腹泻，每日 3 ～ 4 次，为糊状便，伴脐周痛，泻后痛缓解，纳可、睡眠可，舌苔薄黄，脉沉细，遂以半夏泻心汤加味治疗。处方为：半夏 15g，黄芩 12g，黄连 9g，干姜 9g，大枣 10g，党参 15g，车前子 15g，木香 12g，茯苓 20g，白术 12g，炙甘草 6g。嘱服药 5 剂，以观疗效。第 3 天查房，病人服药后，现大便每日 1 ～ 2 次，且腹痛症状明显好转，嘱继续服用上方治疗。后服用本方 10 余剂，病愈出院。笔者临床用此方治疗急、慢性腹泻，胃溃疡，肝胆疾病，病机以脾胃虚弱，寒热错杂，升降失调，清浊混淆而致肠胃不和，脘腹胀痛，呕吐泄泻者，只要辨证准确，应用得法，效如桴鼓。后我科主任也觉得此方效果很好，遂抄此方用于临床。

一患儿，年 5 岁，腹泻、发热 2 天。患儿 2 天前因饮食不节后开始出现腹泻，每日排黄色水样便 7 ～ 8 次，伴有腹痛，呈阵发性（疼痛时爱哭），以脐周为主，并有发热（测体温 38.2℃）、恶心、食欲下降。查大便常规示：白细胞 ++，血常规示：白细胞 $11.6×10^9$/L，给予输液治疗 2 天，症状无明显改善。经人介绍来我处就诊。

刻诊：患儿精神差，口唇干燥起裂，口唇红，叩击腹部如鼓，舌苔黄，微腻，脉滑数，余症状同前，此为饮食停滞，复感外邪而病，嘱停用西药，以中医药治疗，给予葛根芩连汤加味。处方为：葛根 18g，黄芩 9g，黄连 5g，车前草 20g，金银花 15g，木香 6g，甘草 3g。患儿服药 1 剂，热退，精神增，大便次数每日 2 ～ 3 次，为黄色糊状便，食欲稍增，再予上方加焦三仙各 9g，3 剂病愈。

中医药在病房的运用 3 ——不寐治验

陈某，女，50岁，因间断水肿2年为主诉收入我科。病人近2年来感眼睑、颜面及双上肢、下肢有轻微水肿，以疲劳后为明显，同时出现失眠，乏力，偶有心慌，易发脾气，未服药治疗，曾发现血压增高，未服药治疗。病人于今年月经停止。在高原生活及工作30年。

入院后查体：体温36.3℃，脉搏88次/分钟，呼吸21次/分钟，血压130/90mmHg，查体合作。口唇略发绀，眼睑、颜面、双上肢及下肢轻度水肿，双侧扁桃体无肿大，双侧瞳孔等大等圆，对光反应灵敏，颈软，无抵抗。双肺听诊，未闻及干湿性啰音，心率88次/分钟，律齐，心音低顿，无杂音，腹平软，无压痛及反跳痛。神经系统未引出病理反射。

入院后诊断：①更年期综合征；②高血压病。给予活血化瘀、能量支持等药物治疗，并口服氢氯噻嗪、谷维素等药物治疗，病人水肿缓解，但仍感睡眠较差，给予口服"舒乐安定"治疗，服药当晚睡眠可，但未服药时失眠再发，病人颇为苦恼，遂笔者给予中药治疗，服药期间仍给予输上述液体治疗。

刻诊：失眠、惊悸、心烦易怒；舌苔黄，微燥，舌质红，脉沉数，中医诊断为：不寐，属肝郁化火而致。本应选龙胆泻肝汤或丹栀逍遥散加味治疗，笔者思之，此又为绝经前后诸证一病，病人多肾气渐衰，天癸渐竭，肾阴肾阳失调，故治疗应调补肾中阴阳，再佐以清热治之，遂给予柴芍龙牡汤加味治疗。处方为：柴胡12g，白芍24g，茯苓15g，玉竹15g，龙骨24g，牡蛎24g，炒酸枣仁15g，首乌藤24g，甘草6g，栀子9g，豆豉9g，知母12g。病人服药5剂，自觉失眠惊悸明显好转，嘱继续服用中药治疗。住院期间，共服药10剂，出院时已无不适症状。

柴芍龙牡蛎汤为近贤陈源生老师所创（陈老为重庆市中医研究所名老

中医），此方有升有降，从肝着眼而及心肾，具有柔润息风、舒郁平肝、养阴固肾、镇惊安神的功能，诸凡气郁血虚、肝阴不足、肝肾阴虚、风阳上扰、心神不宁、心肾不交所引起的头痛、眩晕、心悸、怔忡、耳鸣、耳聋、不寐、多汗、自汗、盗汗、遗精、遗尿、小儿夜啼、妇科崩漏带下以及癫痫、癫狂等病，只要具备"胸满烦惊"这一主证，均可以此为基本方，随证加减治疗，可获良效。

中医药在病房的运用 4 ——眩晕治验

　　2008 年 12 月 14 日，某患者，男，59 岁，因间断头晕半年余收入我科住院治疗，病人半年前无明显诱因出现头晕，头重，走路不稳，需家人扶持方能行走，曾在院外服药及输液治疗（具体不详），症状无明显改善。

　　入院后查体：生命体征正常，神志清，精神欠佳，体型消瘦，心肺腹未见异常，神经系统检查未见异常，入院后做头颅 CT 检查示：腔隙性脑梗死，心电图未见异常。

　　入院后我科先后给予输"阿魏酸钠、能量、丹参、曲克芦丁"等药物治疗 10 天，症状无缓解，请示主任后，同意用中医药治疗。

　　刻诊：头晕，头重，纳差乏力，睡眠差；舌苔白微腻，脉弦，诊断为眩晕，辨证属痰浊上蒙所致，给予半夏白术天麻汤 2 剂。处方为：半夏 15g，白术 12g，茯苓 15g，陈皮 12g，天麻 15g，泽泻 30g，甘草 6g。服药 4 天。病人服药后症状无明显改善，且于 12 月 29 日晨，病人突然出现四肢颤抖，当时无恶心、呕吐，无心慌胸闷气短，值班医师给予吸氧观察，10 分钟后症状自行缓解，12 月 30 日，笔者查房后开中药治疗，察舌按脉后，突思，病人体型消瘦，昨日四肢颤抖，《黄帝内经》云：诸风掉眩，皆属于肝。遂给予镇肝熄风汤加味治疗，处方为：生龙骨 30g，生牡蛎 30g，代赭石 30g，石决明 30g，怀牛膝 24g，钩藤 18g，茵陈 10g，天冬 10g，玄参 12g，龙胆草 12g，川楝子 9g，麦芽 9g，龟甲 15g。2 剂，病人服药 1 剂后，即 2 天后，头晕头重症状减轻，精神增，睡眠可，能自己步行 2～3 公里路程，嘱继续服药治疗，并给予输能量、香丹注射液治疗，后服用中药治疗 10 余天后出院，出院时已无不适症状。病人出院后继续在笔者处服用中药治疗，病情较稳定。

镇肝熄风汤出自《医学衷中参西录》，为治疗肝肾阴虚、肝阳上亢、气血逆乱所致的头目眩晕、目张耳鸣、脑部热痛，以及肢体渐形不利、口角㖞斜等症状，效果较好。笔者用此方治疗现代医学的脑血管疾病，及脑梗死、脑出血后遗症均有较好的疗效。现在忆及数年前，笔者开诊所时，老师治疗由心房颤动而致脑血管栓塞的患者，出现半身偏瘫麻木、乏力，辨证属肝阳上亢者，用本方治疗后痊愈，给我启迪很深。此案笔者初用半夏白术天麻汤治疗，考虑为痰浊蒙蔽清窍而致，这也是按教科书的处方用药思路考虑的，但"尽信书不如无书"正是此理啊。

中医药在病房的运用 5 ——寒冷性荨麻疹治验

荨麻疹，这个病为现代医学名词，而寒冷性荨麻疹属慢性荨麻疹的一种，多见于青年女性，多在接触冷水或其他冰冷物质后，受冷区出现瘙痒性水肿和风团，半小时至 1 小时可消失。多发于露出部位，如颜面和手部，严重者其他部位亦可受累。口、舌、咽部等黏膜部遇冷食物或冷饮亦可发生水肿，甚至腹痛。根据临床症状，本病属瘾疹范畴。《中医外科学》上说："其病因为先天禀赋不足、卫外不固、风邪乘虚侵袭所致，或表虚不固，风寒、风热外袭，客于肌表，致使营卫不调而发病……"

2008 年 12 月 15 日，王某，女，22 岁，因反复背部皮肤瘙痒 5 年，再发伴加重半个月。病人近 5 年来，在每年冬季或接触冷水后出现全身风团（以后背部为主），如云片状，呈淡红色，伴有剧烈瘙痒，曾在外院治疗，诊断为寒冷性荨麻疹，给予输液及口服药物治疗后，症状有所缓解，但仍然每年冬季发作，患者颇为苦恼。近半个月来上述症状又再发，并感恶寒，曾服用中西药数剂而不愈，后经朋友介绍来我处就诊。

刻诊：背部散在淡红色风团，抓痕；舌质淡，苔薄白，脉浮紧，患者发病诱因为风寒之邪入侵，且以背部为主，背属阳，《素问·太阴阳明论》说："故犯贼风虚邪者，阳受之。"恶寒、舌质淡，脉浮紧，皆为一派风寒之象，故以桂枝汤加味治疗。处方为：桂枝 15g，白芍 15g，生姜 15g，大枣 10g，蝉蜕 12g，荆芥 15g，防风 15g，当归 15g，炙甘草 6g。病人服药 3 剂，瘙痒及恶寒症状消失，后以上方加生地黄 15g，再服 5 剂停药。后在每年入冬时服用上方 2～3 剂，以防复发，随访至去年冬季未再发作。这个病人未做相关辅助检查，没有具体数据和客观指标，其诊断根据病人症状、体征。

桂枝汤是《伤寒论》的第一方，由桂枝、芍药、生姜、大枣、炙甘草等5 味药组成，有解肌发表、调和营卫之功，对外感风寒的表虚证，病后、产后、体弱而致营卫不和，症见发热自汗、微恶风寒等症，效果很好，正如《金匮心典》中说："桂枝汤，外证得之，为解肌和营卫，内证得之，为化气和阴阳。"临床只要辨证准确，施治于临床，效果非凡。

 中医药在病房的运用 6 ——胁痛治验

某男性患者，28 岁，因"间断胸痛 1 年，再发 1 个月"为主诉收入我科。患者于 1 年前患结核性胸膜炎，曾在某医院住院治疗，经抽胸腔积液、抗感染等治疗后好转出院，并抗结核治疗 6 个月后停药，病人胸痛、咳嗽症状缓解。胸腔 B 超示：有少量积液。病人未予再服药治疗。近 1 个月来病人感右侧胸痛（右侧腋下 7、8 肋处），以咳嗽及深呼吸时加重。拍 X 线胸片示：右侧肋膈角变钝，胸腔 B 超示：右侧胸腔少量积液，遂入我科治疗。

入院后查体：体温 36.5℃；脉搏 88 次 / 分钟；呼吸 18 次 / 分钟；血压 110/70mmHg。一般情况可，双肺呼吸音粗，未闻及干湿性啰音，右下肺呼吸音低，叩诊实音，局部无压痛，余肺野未见明显异常，心律齐，无杂音，余未见阳性体征。入院后查红细胞沉降率 55mm/ 小时。

入院后诊断为：结核性胸膜炎胸膜粘连。给予头孢哌酮舒巴坦、左氧氟沙星抗炎，口服镇痛药治疗，经治疗 2 周，病人仍感胸痛，遂给予中医药治疗。

刻诊：右侧胁肋部刺痛，痛处固定不移；舌苔薄白，舌质紫黯，脉沉涩，诊断为：胁痛。辨证为：瘀血阻络型。遂给予四逆散加味治疗。处方为：柴胡 10g，白芍 15g，赤芍 15g，枳实 10g，郁金 15g，延胡索 15g，全瓜蒌 24g，路路通 15g，旋覆花 15g，茜草 15g，香附子 10g，甘草 6g。病人服药 3 剂，症状明显改善，嘱继续服药治疗，住院期间共服药 10 剂，至出院时病人已无不适症状，并嘱病人继续在防疫站接受抗痨治疗，定期复查 X 线胸片及 B 超。

西医学之胸痛，既是指心肺疾病所导致的胸部疼痛。此案西医属于结核性胸膜炎，胸膜粘连，疼痛部位在胸部，而中医学辨证，当属悬饮范畴。《金匮要略·痰饮咳嗽病脉证并治篇》说："饮后水留在胁下，咳唾引痛，谓之悬饮。"此案之初，辨证为悬饮不错，但患者近 1 个月出现胁痛（西医又谓之胸痛），而无咳唾引痛，且痛处固定不移，舌质紫黯，脉沉涩，当为瘀血阻络，故治疗选四逆散加香附子疏肝解郁，气行则血行，更加赤芍、郁金、延胡索、茜草、路路通、旋覆花活血化瘀通络止痛，更取旋覆花汤之意，故取效甚捷。

 中医药在病房的运用 7 ——胆胀治验

2012 年 6 月 14 日，某患者，女，75 岁，因"间断上腹部疼痛 5 年，再发 2 个月"为主诉收入我科。患者近 5 年来反复出现上腹部疼痛，以右中上腹部为主，呈阵发性隐痛，伴腹胀，曾在藏医院住院治疗，症状好转。出院后未服药治疗，病情较为稳定。病人于 2 个月前症状再发，伴恶心、呕吐、食欲缺乏，无畏寒发热，无反酸，嗳气，无腹泻及黑粪，无吞咽困难，无心慌胸闷气短，无咳嗽咳痰，自服藏药治疗，症状无明显好转。病人于昨日在我院做腹部 B 超示：结石性胆囊炎，胆囊内见最大直径为 0.6cm 的强回声光团。因病人年龄较大，不能胜任手术，加之病人及其家属不愿手术治疗遂收住我科治疗。自发病以来，神志清，精神差，睡眠可，大小便正常，体重无明显变化。

入院后查体：体温 36.2℃；脉搏 72 次 / 分钟；呼吸 20 次 / 分钟；血压 120/80mmHg，病人体型消瘦，步入病房，双肺呼吸音清，未闻及干湿性啰音，心律齐，无杂音，腹平软，剑下及右上腹部压痛，无反跳痛及肌紧张，莫菲征阳性，无移动性浊音，双下肢不肿。

病人入院后我科给予常规抗感染、补液支持等治疗 20 天，上腹部疼痛无明显缓解，考虑山莨菪碱可以解痉，后主管医师用山莨菪碱 10mg 治疗，用药后病人出现腹胀、恶心、呕吐胃内容物，3 天未排大便，肠鸣音弱。腹部 X 线平片示：肠气增多，右下腹部见多个模糊气液平面，膈下未见游离气体，后考虑为不完全性肠梗阻，经持续胃肠减压、补液支持等治疗后症状缓解，梗阻解除，但病人仍然有右上腹部疼痛，最后主管医师请我给予中药治疗。

病人目前主诉右上腹部疼痛，查舌苔有裂纹，焦黑，舌质嫩，大便每日 1 次，小便正常，诉口干，脉细数，给予一贯煎加味治疗。处方为：白芍 24g，甘草 12g，沙参 20g，当归 15g，枸杞子 15g，麦冬 20g，生地黄 20g，木香 12g，佛手 12g，郁金 15g，川楝子 12g。上药服至第 3 天，病人自诉疼痛明显好转，嘱继续服用上药治疗。2012 年 7 月 14 日，病人出院时，疼痛未再发作，本想给予带药出院，但遗憾的是病人为牧区老百姓，不会煎中药，故放弃中医治疗。

此案病人体型偏瘦，反复发作，又经用山莨菪碱后出现肠梗阻，虽经治疗后好转，但病人阴液耗损较大，最终导致肝肾阴亏，再结合病人症状、体征分析以及舌脉，诊断为：胆胀，属于肝肾阴虚型，故以一贯煎治疗取效。

胆胀，这个病最早见于《灵枢·胀论》，云："胆胀者，胁下痛胀，口中苦，善太息。"而现代医学的急慢性胆囊炎、胆石症等，临床表现为右胁痛胀者，多参考胆胀这个病辨证施治。历代《伤寒论》中的大小柴胡汤、茵陈蒿汤、四逆散以及《景岳全书》的柴胡疏肝散、《柳洲医话》的一贯煎均为临床医家治疗本病所常用。后世医家对治疗本病有所发挥，如陈瑞春用黄连汤、半夏泻心汤治疗慢性胆囊炎；川北名医刘文安用小柴胡汤和芍药枳实散和金铃子散治疗胆囊疾病均有较好的疗效；焦树德先生的夔枢汤以调肝和胃、活血散结、夔理枢机为其治；重庆市中医研究所的熊寥笙老中医的利胆退黄汤以清热利湿、利胆疏肝为治疗方法，这些好的临床经验可资借鉴。

中医药在病房的运用 8 —— 耳鸣治验

2012 年 5 月 10 日，某患者，女，39 岁，因"间断上腹部疼痛伴反酸烧心 10 余年，加重半月"为主诉收入我科。既往史：近 2 个月来感右侧耳鸣，听力下降，曾在某医院五官科检查，未见异常，给予治疗后未见好转。否认肝炎、结核等传染病，无手术及外伤史，无食物及药物过敏史，已婚，月经规律正常。此次发病以来，神志清，精神可，睡眠、食欲可，大小便正常，体重无明显变化。入院后给予输注兰索拉唑、阿莫西林舒巴坦、香丹注射液以及口服果胶铋、克拉霉素胶囊等药物治疗 10 天，上腹部疼痛症状明显缓解，但仍感耳鸣，遂给予中药治疗。

2012 年 5 月 20 日。刻诊：病人耳鸣，右耳为主，听力稍有下降，无头痛头晕，睡眠食欲可，大小便正常，舌苔薄黄，脉弦细。给予小柴胡汤加味治疗。处方为：柴胡 24g，黄芩 12g，半夏 12g，党参 15g，大枣 15g，郁金 15g，石菖蒲 15g，磁石 20g，香附子 15g，丹参 20g，甘草 6g。给予服药 3 剂，以观疗效。2012 年 5 月 27 日，病人服药后耳鸣症状稍有缓解，舌苔薄黄，脉弦，继续给予上方，并加用葛根 24g，嘱服用 5 剂。2012 年 6 月 4 日，病人服药后未再耳鸣，上腹部疼痛也未再发作，并准予出院，出院时给予药 5 剂带回，以资巩固。

　　耳鸣或如蝉噪，或如水激，或如钟鼓之声，此为自觉症状，《黄帝内经》云："一阳独啸，少阳厥也。"陈鼎三先生在《医学探源》中说："少阳经脉绕耳。少阳中风，两耳无所闻者，宜加味小柴胡汤。"或《医林改错》方。经云："耳中宗脉之所聚，胃中空，则宗脉虚，虚则下流，脉有所结，故耳鸣，宜保元汤加升麻。"此案舌苔黄，脉弦细，此为肝胆火气上逆所致，笔者取小柴胡汤和解少阳，加郁金、香附子疏肝解郁；石菖蒲、丹参、葛根、磁石，聪耳明目，为治耳鸣、耳聋之要药。诸药合用，辨证无误，故取效颇佳。此案患者胃痛，笔者考虑为肝气犯胃，肝胃郁热，胃失和降，故有胃痛、泛酸、烧心等症，而小柴胡汤也不失为正治之法。

中医药在病房的运用 9 —— 一种别样的汗证治疗

　　2012 年 6 月 9 日，我科收治一病人，65 岁，男性，已婚，退休职工，因"间断心慌、胸闷、气短、下肢水肿 6 年，加重伴咳嗽 3 天"为主诉收入我科。患者 6 年前，无明显诱因出现心慌、胸闷、气短，以活动后为主。同时感头晕，下肢水肿，以午后水肿较明显，患者到人民医院求诊，诊断为"高原性心脏病"，给予治疗后症状缓解。近 6 年来，上述症状间断出现，以劳累及受凉后明显，多次在我科住院治疗，诊断为"高原性心脏病""心功能不全"，给予治疗后，均可缓解，在院外间断口服药治疗，病情较为平稳。3 天前，患者因受凉，上述症状较前加重；伴咳嗽，呈阵发性，咳黄痰；同时感腹胀，畏寒。无胸痛咯血，无夜间端坐呼吸，无寒战高热，无喘息。无恶心、呕吐，无耳鸣等不适症状，在院外口服"利尿药""止咳药"治疗后，效果不佳。为规律诊治，再次到我院求诊收住院。患者此次病来，夜休欠佳，食欲缺乏，大小便无特殊，体重变化不详。病人有"高血压"病史 10 年，"前列腺增生"病史 4 年，在院外口服"厄贝沙坦""拜新同"控制血压。否认"肝炎""结核"病史，无药物过敏史，无手术及外伤史。曾有烟酒史，已戒。

入院后查体：体温 36.7℃，脉搏 72 次 / 分钟，呼吸 20 次 / 分钟，血压 130/90mmHg，缺氧面容，精神差，缓步入病房。颜面无水肿，颈静脉无怒张，双肺呼吸音粗糙，未闻及干湿性啰音，心界向左侧扩大，心率 72 次 / 分钟，律齐，未闻及杂音。腹部平，未见胃肠形及蠕动波，未见静脉曲张，剑突下轻压痛，无反跳痛，肝脾不大，莫菲征（－），移动性浊音（－）。双下肢中度凹陷性水肿，甲床发绀。

入院后诊断：①高原性心脏病右心功能不全；②肺部感染；③原发性高血压；④高原红细胞增多症；⑤前列腺增生。

入院后我科给予完善相关检查，面罩吸氧，抗感染，利尿减轻心脏负荷，营养心肌，对症支持等治疗，病人感染控制，心力衰竭得以纠正，下肢无明显水肿，血压控制基本正常。

2012 年 6 月 17 日，病人诉夜间有出汗，醒后汗止，衣服及枕头皆湿，护士测体温正常，余无不适。复查血常规，血象正常，西医未给予特殊治疗，给予继续观察，2012 年 6 月 22 日查房后，在征求病人同意后，给予加用中药治疗。

查：面色紫黑，口唇发绀，眼结膜充血，四肢、甲床发绀，舌苔薄白，舌质瘀斑，脉沉滑。处方为：红参 12g，党参 15g，麦冬 15g，五味子 15g，龙骨 30g，牡蛎 30g，浮小麦 30g，桂枝 12g，白芍 15g，大枣 10g，炙甘草 10g。嘱服药 5 剂，以观疗效。2012 年 6 月 26 日查房，患者神志清，精神可，诉夜间未再出汗，后以苓桂术甘剂加味治疗 10 余天后好转出院。

此案从病人色、脉、症分析，此病人为水气致病，然此处主要矛盾在出汗，且以夜间为主，醒后汗止，此为盗汗，盗汗多阴虚，入院时为水肿，经大量西医利尿剂治疗后，水肿消退，然利尿后易于伤阴，阴虚则多易盗汗，故选用参麦饮加味治疗，参麦饮加白芍、大枣、炙甘草以益气生津，敛阴止汗；再佐以龙骨、牡蛎、浮小麦止汗；桂枝以温心阳而治水。诸药合用，取效甚捷。

中医药在病房的运用 10 ——腹痛治验

病人为一女性，33 岁，已婚，牧民。因"下腹部疼痛 5 年"为主诉收入我科。病人 5 年前行"输卵管结扎"手术，术后开始出现下腹部疼痛，呈持续性隐痛，无放射痛，无恶心、呕吐，无腹泻，无黑粪，无白带增多，无痛经，无腰痛，无尿频、尿急、尿痛等不适症状。曾在当地医院治疗（具体不详），症状无明显改善，遂来我院就诊。

在门诊查血常规：白细胞 $8.6×10^9$/L，中性 69.3%，血红蛋白 166g/L，红细胞 $5.95×10^{12}$/L。血生化：肝功能、肾功能、血脂、血糖均在正常范围，乙肝五项示已经产生抗体。心电图：窦性心律，ST 段轻度上抬。B 超：胆囊壁增厚毛糙，盆腔见积液 1.8cm。遂收入我科治疗。

入院后查体：体温 36.2℃，脉搏 64 次 / 分钟，呼吸 18 次 / 分钟，血压 100/60mmHg，精神欠佳，营养一般，步入病房。皮肤及巩膜无黄染，双肺呼吸音清，未闻及干湿性啰音，心界不大，心率 64 次 / 分钟，律齐，未闻及杂音。腹部平，可见妊娠纹及手术瘢痕，脐周压痛，无反跳痛及肌紧张，肝脾不大，莫菲征（一），肠鸣音 4 次 / 分钟。入院后我科诊断为：术后肠粘连。

说实话，这个病人收入内科治疗，除了输液就是口服药物治疗，再没有什么特别的方法了。我们嘱病人以清淡饮食为主，治疗上给予头孢曲松钠、奥硝唑等药物抗感染治疗 1 周，病人仍感下腹部疼痛，且疼痛无任何缓解，请外科会诊后考虑为术后肠粘连。治疗没有特别的办法，遂劝病人服用中药治疗。

刻诊：舌苔白，腻，舌质紫黯，脉弦实，遂给予当归芍药散加味治疗，处方为：当归 15g，白芍 15g，赤芍 15g，川芎 9g，茯苓 20g，泽泻 15g，白术 15g，延胡索 15g，川楝子 10g，蒲黄 12g，五灵脂 15g，乌药 15g。上药开5 剂，嘱每日服药 3 次，每次 1 包，以观疗效。病人服药 5 天后，诉下腹部疼痛明显好转，并复查腹部 B 超提示：未见盆腔积液。病人治疗效果较好，遂再以上方服用 5 剂，5 年之疾霍然而愈，病人欣然出院。

肠粘连是腹腔手术后常见的一种并发症，临床以腹痛、腹胀为主要症状。其主要病因是腹膜受到机械性、化学性、细菌性的刺激。另外，肠管运动功能失调、局部水肿，以及病人的机体素质问题亦是重要病因。如果病人饮食失节，或受到寄生虫侵扰，则内虚外寒、脾湿积滞、气滞血瘀，最终导致积滞闭塞、饮停肠间，变为肠粘连。取当归芍药散治疗术后肠粘连，其机制是活血行水散结，加延胡索、川楝子、蒲黄、五灵脂、乌药，以增强其活血化瘀、行气止痛之功。

中医药在病房的运用 11 ——胸痛治验

某患者，女，40 岁，已婚，职工。因"胸痛 1 个月，伴咳嗽 2 周"收入我科。患者 1 个月前，无明显诱因出现胸痛，呈间歇性，以胸骨后为主，晨起明显，持续约 10 分钟，同时感头痛。无心前区压榨感，无放射痛，无反酸烧心，无恶心，无呕吐，无水肿。在某医院求诊，发现"胆固醇结晶""子宫肌瘤"，未予治疗，经休息后胸痛症状可以缓解，但反复出现。2 周前受凉后出现鼻塞，头痛加重，伴阵发性咳嗽，咳白色黏液痰。无夜间端坐呼吸，无畏寒发热，无喘息。患者在某医院求诊，给予口服"中药"治疗后，效果不佳。近 2 天来，咳嗽较前加重，咳黄痰，肢体乏力。为进一步诊治到我院求诊收住院。患者病来，夜休欠佳，饮食一般，大小便无特殊，体重变化不详。

有"鼻窦炎"多年，院外未予治疗。否认"肝炎""结核"病史，无药物过敏史，无手术及外伤史。共育子女 1 人。

入院后查体：体温 37℃，脉搏 76 次 / 分钟，呼吸 19 次 / 分钟，血压 110/80mmHg。缺氧面容，营养一般，步入病房。咽红，双侧扁桃体不大，胸廓无畸形，胸壁无压痛，双肺呼吸音粗糙，未闻及干湿性啰音，心界不大，心率 76 次 / 分钟，律齐，未闻及杂音。腹部平，未见胃肠形及蠕动波，未见静脉曲张，肝脾不大，未扪及包块，莫菲征（－），肠鸣音 4 次 / 分钟，甲床略发绀。入院后初步诊断：①胸痛原因待查；②急性支气管炎；③慢性鼻窦炎；④慢性胆囊炎。

入院后我科给予头孢哌酮舒巴坦、左氧氟沙星抗感染，舒血宁活血化瘀，以期治疗胸痛，适当给予止咳化痰药对症等治疗，并完善相关检查。

2012 年 10 月 26 日查房，患者诉目前仍有胸痛等不适症状。查体：生命体征正常，余体征同前。昨日检查：小便常规：尿胆原（＋）；血常规：白细胞计数 $6.3×10^9$/L，中性粒细胞 66.9%，血红蛋白 100g/L，红细胞计数 $3.42×10^{12}$/L，血细胞比容 30.1%，红细胞沉降率 20mm/ 小时；生化检查示：乙肝小三阳正常，电解质正常，CEA、AFP 阴性，余无异常。结合患者体征及辅助检查结果，胸痛原因仍然不明确，治疗上仍不变。

2012 年 10 月 30 日查房，患者诉目前仍有胸痛，无心慌胸闷气短，无反射性疼痛，无呼吸困难等不适症状。余无特殊不适。查体：生命体征正常，咽红，双侧扁桃体不大，双肺呼吸音粗糙，未闻及干湿性啰音，心律齐，未闻及杂音，心率 89 次 / 分钟，腹平坦，无压痛及反跳痛，肠鸣音正常，双下肢不肿。病人自入院后查心电图 3 次，均未见异常。根据病人目前情况，西医诊断不明确，笔者劝其服用中医治疗。

根据病人目前舌、脉以及症状，处方为：木香 15g，郁金 15g，姜黄 15g，全瓜蒌 18g，薤白 15g，半夏 15g，枳实 10g，丹参 20g，桂枝 10g，延胡索 12g。嘱病人服药 6 剂，以观疗效。

病人服药 3d 后查房，诉胸痛症状明显改善，嘱继续服药，病人服完上药后，已无不适症状，并于 2012 年 11 月 5 日出院。

 中医药在病房的运用 12 —— 喘证治验

2012 年 12 月 19 日，我科收入一病人，女，79 岁，退休职工，因"间断咳嗽咳痰喘息 3 年，加重 4 天"为主诉收入我科。

患者近 3 年来经常出现咳嗽、咳痰，伴有喘息，常在受凉后或冬季发作，曾在某医院住院治疗，诊断为喘息性支气管炎，经治疗后好转。4 天前上述症状再发，此次咳嗽加为剧烈，咳痰，痰多，为白色黏液痰，不易咳出，无血丝混杂，伴有喘息，咽痛，无寒战高热、无盗汗，咳嗽时感胸背部疼痛，伴有心慌、胸闷、气短，夜间明显，且夜间不能平卧，稍感头痛头晕，无恶心、呕吐，无水肿，无鼻塞流涕等症，曾到自治区人民医院就诊，诊断为支气管哮喘，门诊给予输液治疗 3 天（具体不详），效果欠佳，今来我院就诊，门诊以慢性支气管炎急性发作收住院。此次发病，神志清、精神差，饮食及睡眠欠佳，大小便正常，体重无明显变化。

入院后查体：体温 36.5℃，脉搏 100 次 / 分钟，呼吸 20 次 / 分钟，血压 120/80mmHg，表情倦怠，轮椅推入病房，缺氧貌，端坐呼吸，瞳孔等大等圆，对光反射灵敏，口唇甲床发绀，咽红，双侧扁桃体无肿大，桶状胸，双肺满布湿性啰音及哮鸣音，心界不大，心律齐，心率：100 次 / 分钟，未闻及杂音，腹平软，无压痛，无反跳痛及肌紧张，双下肢无水肿。

辅助检查：入院后随即血糖 7.0mmol/L，心电图：窦性心动过速，中度 ST 段压低。

初步诊断：支气管哮喘。

入院后我科给予完善相关辅助检查（X 线胸片、血常规、血生化、心电图等）以进一步明确诊断，此病最需要鉴别的是心源性哮喘的可能。治疗上吸氧，下病重通知单，抗感染、解痉平喘、止咳化痰、维持水电解质平衡等对症支持治疗。并请上级医师查房指导治疗。治疗上我们给予大剂量的抗生素、激素（大剂量氢化可的松、地塞米松）、氨茶碱、沙丁胺醇喷雾剂，氯雷他定等药物后（即入院 13 天后），症状稍有控制，但夜间仍有哮喘发作，发作时仍如入院时之病情，在主管医师与我商量后加用中医治疗。

　　查病人面色晦黯，口唇指甲发绀，精神较差，食欲差，睡眠差，站于病人身旁即可闻及痰鸣气喘之声，发作时见张口抬肩，不能平卧，咳嗽，咳大量白色泡沫样痰，痰可牵丝，舌苔水滑欲滴，舌质紫黯，脉弦滑。从病人目前情况分析，诊断为哮病，辨证为寒哮。治疗给予小青龙汤加味治疗，处方为：麻黄 10g，桂枝 10g，细辛 5g，干姜 10g，五味子 10g，白芍 15g，射干 15g，半夏 15g，紫菀 15g，款冬花 15g，茯苓 18g，杏仁 10g，炙甘草 6g。嘱病人服药 5 剂，以观疗效。病人服药第 2 天开始，咳嗽咳痰喘息症状明显好转，且夜间再未发作。服药 1 周后咳喘症状已经明显改善，停用激素治疗。病人仍有咳嗽咳痰，以白色黏液痰为主，轻微喘息，舌苔薄黄，舌上如水之状已经消除，脉弦细滑，以射干麻黄汤加味治疗，处方为：射干 15g，麻黄 10g，紫菀 15g，款冬花 15g，细辛 5g，半夏 15g，五味子 12g，川贝母 10g，瓜蒌壳 15g，紫苏子 15g，杏仁 12g，炙甘草 6g。嘱服药 5 剂，病人经服用上方后病情稳定，至出院时哮喘未再发作。

　　《伤寒论》原文 40 条云："伤寒表不解，心下有水气，干呕，发热而咳，或渴、或利、或噎、或小便不利、少腹满、或喘者，小青龙汤主之。"此条论述了太阳伤寒兼水饮内停的证治。用小青龙汤辛温解表、温化水饮，方中麻黄发汗平喘利水，配桂枝增强通阳宣肺之功；芍药与桂枝相配，调和营卫，干姜、细辛散寒化饮；五味子敛肺止咳，且使干姜、细辛不至升散太过；半夏降逆化饮；炙甘草和中兼调和诸药；上方中再加茯苓、杏仁、射干、紫菀、款冬花等药物，以增强散寒化饮，镇咳化痰的作用。诸药合用，共奏辛温解表、温化水饮之功。后再以射干麻黄汤加味善后。

　　本病在中医学为哮病，辨证当属寒哮，治疗选方应该教科书上首选射干麻黄汤，但世间的病不是按照书上原原本本来生病的。此案，笔者虑其病人痰饮伏肺，饮邪较甚，故选用小青龙汤加味治疗。这也要归功于读刘老的《刘渡舟验案精选》一书，刘老对于小青龙汤的运用，讲述得很详尽，于笔者受益匪浅。因此，我觉得，做医师要多读书，将书中的知识化为自己所有，这就叫读书后思考，在此基础上，再将其运用于临床，这就叫经世致用。正如孔子云："学而不思则罔，思而不学则殆。"